高等教育创新教材

（供劳动与社会保障、市场营销、应用心理学、社会工作、健康管理、公共事业管理等专业用）

# 儿科学

Erkexue

主　编　丁绍平　晏明佑
副主编　李巧芬
编　者（以姓氏笔画为序）
丁绍平　王　玥　李巧芬　李丽娟　李菊华
杨凤琪　杨春丽　吴　鑫　何小溪　何瑞堂
陈雁红　袁明晏　晏明佑　徐冬梅　徐丽梅
崔亚梅　瞿卫华
秘　书　谷　雪　杨　乐

高等教育出版社·北京

**图书在版编目（CIP）数据**

儿科学 / 丁绍平，晏明佑主编 . -- 北京：高等教育出版社，2018.1（2022.1重印）

ISBN 978-7-04-049190-6

Ⅰ. ①儿… Ⅱ. ①丁… ②晏… Ⅲ. ①儿科学 Ⅳ. ① R72

中国版本图书馆 CIP 数据核字（2018）第 007183 号

策划编辑 瞿德竑 席 雁　　责任编辑 瞿德竑　　封面设计 于文燕　　责任印制 朱 琦

| | | | |
|---|---|---|---|
| 出版发行 | 高等教育出版社 | 网 址 | http://www.hep.edu.cn |
| 社 址 | 北京市西城区德外大街4号 | | http://www.hep.com.cn |
| 邮政编码 | 100120 | 网上订购 | http://www.hepmall.com.cn |
| 印 刷 | 涿州市京南印刷厂 | | http://www.hepmall.com |
| 开 本 | 787mm×1092mm 1/16 | | http://www.hepmall.cn |
| 印 张 | 9.5 | | |
| 字 数 | 210 千字 | 版 次 | 2018 年 1 月第 1 版 |
| 购书热线 | 010-58581118 | 印 次 | 2022 年 1 月第 2 次印刷 |
| 咨询电话 | 400-810-0598 | 定 价 | 24.00元 |


物 料 号 49190-00

# 前　言

《儿科学》是由昆明医科大学委托曲靖市第一人民医院专家组编写的系列丛书之一，本书供与临床医学相关的非医学类专业本科阶段学生学习使用。

近年来，科学技术突飞猛进地发展，带动了医学科学的发展，临床诊断和疾病治疗也同时上了一个新的台阶。随着医疗科技的进步及社会对医疗需求的多元化，医学教育在蓬勃发展的同时也产生了巨大的变革，从单一的医学专业教育转为多元化教育，各医学院校相继开展了一些与医学密切相关的近医或非医专业教育。这些近医或非医专业的学生毕业后并非从事临床医疗工作，他们只需要掌握基本的医疗知识，因此，为他们编写一套适宜的医学教材是非常必要的。

本书的编写者都是长期从事临床和教学工作的医生和教师，具有丰富的医疗和教学经验，熟悉儿科及相关学科的理论和最新技术进展，坚持教书育人、循证医学和医学伦理理念，力求使本教材达到近医专业所需要的水平。本书的编写遵循教学大纲，为满足近医及非医专业人才的培养要求，重点突出基本理论、基本知识和基本诊疗，体现科学性、启发性和先进性，强调教材的功能性、适用性。本书主要阐述了目前儿童生长发育过程中各类常见疾病的基本病因、临床表现、辅助检查、诊断及治疗，对某些发病率已显著下降的疾病不再列入本书。略去发病机制及病理生理，尽可能符合非医专业学习要求。本次教材编写，除儿童常见疾病外，对近年来日益关注及发病率逐渐升高的疾病，如儿童心理性疾病、儿童意外伤害疾病及儿童康复学，分别单独设立章节进行论述。本版教材本着“理论够用、结合实践、指导自学”的原则，力求语言流畅、叙述清晰、图文并茂、利于教学，使教材内容更加符合未来职业实践的要求。

在教材的编写过程中，感谢陈卫文教授审读全文并提出许多中肯而富有建设性的意见及建议，感谢各位编委的鼎力支持，感谢秘书的辛勤劳动。我们诚恳地希望使用本教材的各校师生能提出你们的建议和指正，使本教材能与时俱进，为我国的医学专科教育做出贡献。

丁绍平　晏明佑

2017年5月

# 目　录

# 第一章 绪 论

儿科学（pediatrics）是一门研究从胎儿至青少年时期的生长发育规律、疾病诊治、预防原则以及促进身心健康的医学。

## 第一节 儿科学的任务及范围

儿科学的任务是发展儿科学的相关技术，提高疾病的防治水平，降低儿童时期疾病的发病率和病死率，改善儿童体质、维护儿童心理健康、提高儿童的社会适应能力。

儿科学的研究内容主要涵盖以下几个领域：

### 一、预防儿科学

预防儿科学强调预防在儿童疾病中的重要性。主要包括对传染病的预防、计划免疫、防止意外伤害、遗传代谢和出生缺陷等疾病的早期筛查。

### 二、发育儿科学

发育儿科学主要研究儿童体格、心理的发展规律及影响因素。对发育异常及相关问题及时进行干预，以促使儿童身心健康发展。

### 三、临床儿科学

临床儿科学研究各种儿童疾病的发生、发展规律，探索诊断、治疗、康复方案，以提高治愈率、降低病死率。

近年来，随着儿科学的迅速发展，围生期（胎龄 28 周至生后 1 周）医学和青春期医学受到越来越多的关注。

## 第二节 儿科学的特点

儿科学与成人医学相比有许多不同之处，主要表现在以下两方面：①儿童是不断生长发育着的个体，故除了个体差异较大外，不同年龄阶段儿童的生理差异也很大。②由于身心发育尚不成熟，加之免疫系统发育尚不完善，儿童易受外界各种致病因素的影响。而导致疾病的发生。因此，不能单纯地将儿童视为成人的缩影。

### 一、基础医学方面

1. 解剖　随着年龄的增长，儿童各器官、组织不断成熟，其大小、位置也随之发生变化。

2. 功能　儿童各器官系统的功能随年龄的增长逐渐发育成熟，所以，不同年龄儿童的生理、生化的正常值各自不同。

3. 病理　对同一致病因素，儿童与成人的病理反应和疾病过程会有很大不同，不同年龄的儿童之间也存在这种差异。

4. 免疫　低年龄儿童的非特异性免疫、细胞免疫和体液免疫功能均不成熟，因此抗感染免疫能力较成人和年长儿低下。

5. 疾病种类　儿童中疾病发生的种类与成人有很大的差别，不同年龄儿童的疾病种类也有一定差异。

### 二、临床医学方面

1. 临床表现　年幼体弱儿对疾病的反应差，往往表现为体温不升、反应差、食欲差、表情淡漠，并且无明显的定位症状和体征。婴幼儿由于免疫功能发育尚不完善，病情进展快，来势凶险。

2. 诊断　儿童对病情的表述常不准确，须结合家长叙述的病史，辅以全面而细致的体格检查。儿童发病的年龄、季节以及流行病史对于某些疾病的诊断非常有帮助。

3. 治疗　儿科的治疗不但要重视对主要疾病的治疗，同时也不可忽视对各种并发症的治疗；不仅要进行临床的药物治疗，还需重视护理和支持疗法。

4. 预后　儿童疾病往往来势凶猛，但若能及时处理，度过危重期，恢复也较快，且极少转变成慢性或留下后遗症。

5. 预防　目前针对儿童疾病开展的预防工作主要有疫苗接种及新生儿期遗传代谢性疾病的筛查，培养良好的生活习惯及积极的心理状态。预防工作在儿科学中的地位日显重要。

## 第三节　儿童年龄的分期

儿童生长发育是一个连续过程，各期之间既有区别，又有联系。一般将儿童的年龄分为 7 个时期。

### 一、胎儿期

胎儿期是指从受精卵形成到儿童出生，共 40 周。胎儿的周龄即为胎龄。

### 二、新生儿期

自胎儿出生脐带结扎时开始至出生后 28 天前为新生儿期，这一时期实际包含在婴儿期内。在此期间，新生儿脱离母体独立生存，所处的内外环境均发生根本的变化，由于其适应能力尚不完善，故此期间的发病率及病死率均较高。

### 三、婴儿期

自出生到满 1 周岁为婴儿期。此期为儿童生长发育最迅速的时期，同时，婴儿时期来自母体的抗体逐渐消失而自身的免疫系统尚未发育成熟，易患各种传染病及感染性疾病。

### 四、幼儿期

从 1 岁至满 3 岁之前称为幼儿期。此期智能迅速发育，同时活动范围逐渐扩大，由于缺乏对危险事物的识别能力和自我保护能力，重点需注意预防发生意外伤害和中毒。

### 五、学龄前期

自 3 岁至入小学前为学龄前期。此期智能发育更迅速，与同龄儿童和社会事物有更广泛的接触，开始养成生活自理能力和初步的社交能力。

### 六、学龄期

自入小学至青春期前为学龄期。此期除生殖系统外，各系统器官发育均已接近成人，智能发育更成熟，可接受系统的科学文化教育。

### 七、青春期

女孩从 11～12 岁开始到 17～18 岁，男孩从 13～14 岁开始到 18～20 岁，称为青春期。青春期的开始和结束年龄存在很大的个体差异，可相差 2～4 岁。这一时期儿童的体格生长发育出现第二次高峰。此期，由于广泛接触社会，加之神经、内分泌调节尚不够稳定，容易发生心理、精神和行为等方面的问题。所以，应重视青春期保健、心理卫生和正确的性知识教育，同时注意加强营养，保证身心健康。

## 第四节　儿科学的发展与展望

中医儿科学的发展比西方医学要早很多。远在春秋战国时期就有“儿童医”。隋唐时期，朝廷太医署中专设少小科，培养儿科专科医生，促进了儿科专业的发展。宋代儿科名医很多，如钱乙、刘昉等，是儿科高度发展的时期。明代开始注意儿童时期疾病的预防。

自 19 世纪后期，随着商品和教会的传入，西方医学开始进入我国。这一时期的西方医学开始注意到婴儿死亡的原因主要与传染病、营养缺乏及新生儿期疾病有关。随着疫苗的深入发展和抗生素的广泛应用，儿童的死亡率明显降低。1943 年，诸福堂等编写了我国第一部大型儿科参考书《实用儿科学》，对促进我国儿科学的发展起了很大作用。

新中国成立以来，政府对儿童健康问题十分重视。遵循预防为主，防治结合的原则，大力开展儿童保健工作。与此同时，全面推广预防接种、科学接生、新法育儿，显著降低了婴儿的死亡率。

在 21 世纪，儿童健康也面临着新的问题。随着抗生素的广泛应用，菌株的耐药性不断增强，儿童感染性疾病的治疗难度增加。成人疾病如高血压、糖尿病等的儿童时期预防，是儿童保健医师的工作重点。儿童的精神卫生和心理问题也越来越受到关注，随着社会经济的发展，人们对心理健康的需求不断增加，要求不断增高。社会工业的发展，使各类意外事故，尤其是交通意外所致的儿童死亡率不断升高。此外，环境恶化、工业污染、食品和饮水污染等方面的问题，也使儿童健康面临严峻的挑战。

而随着医学科学的不断发展，在经历了经验医学、循证医学之后，精准医疗将大力发展。精准医疗是一种将个人基因、环境与生活习惯差异考虑在内的疾病预防与处置的新兴方法。旨在通过基因检测、分子生物学等技术对特定人群及疾病类型进行生物标记及统计研究，从而精确寻找到疾病的原因和治疗靶点，对疾病的不同时期和过程分类，最终实现对疾病和特定患者进行个性化精准治疗的目的，提高疾病的诊断和治疗效益。

总之，想要从生存、保护、发展三方面实现儿科的全面发展，21 世纪的儿科工作，任重而道远。

（晏明佑）

# 第二章　生长发育

人的生长发育是指从受精卵到成人的成熟过程。生长（growth）是指儿童身体各器官、系统的长大，发育（development）是指细胞、组织、器官的分化与功能成熟。生长的量变可在一定程度上反映身体器官、系统功能的成熟状况。

## 第一节　生长发育规律

生长发育，在总的发育速度及各器官、系统的发育顺序，都遵循着一定规律。

1. 生长发育是连续的、有阶段性的过程　生长发育在不同年龄阶段的速度不同。例如，体重和身高在出生后第 1 年，尤其前 3 个月增加较快，第 1 年为出生后的第一个生长高峰；第 2 年以后生长速度逐渐减慢，至青春期生长速度又加快。

2. 各系统器官生长发育不平衡　人体各器官系统的发育顺序都遵循一定规律。如神经系统发育最早，脑在出生后 2 年发育较快；淋巴系统则在儿童期迅速发育，于青春期前达高峰，以后慢慢下降；生殖系统发育最晚。

3. 生长发育的一般规律　生长发育遵循由上到下、由近到远、由粗到细、由低级到高级、由简单到复杂的规律。

4. 生长发育的个体差异　儿童生长发育虽按一定的总规律发展，但仍在一定范围内受遗传、环境的影响，存在相当大的个体差异，每个人生长的“轨道”不完全相同。评价时必须考虑个体因素，才能做出正确判断。

## 第二节　影响生长发育的因素

### 一、遗传因素

细胞染色体中的基因是决定遗传的物质基础。父母双方的遗传因素决定孩子生长发育的特征、潜力、趋向等。

### 二、环境因素

1. 营养　儿童的生长发育需要充足的营养素供给。当营养素供给比例恰当，生活环境适宜，可使生长潜力得到最好的发挥。2 岁以内严重营养不良，会影响体重、身高及智能的发育。

2. 疾病　疾病对生长发育的影响十分明显。急、慢性疾病可影响体重和身高的发育；内分泌系统疾病常引起骨骼、神经系统发育迟缓；先天性疾病，如先天性心脏病也可导致生长迟缓。

3. 母亲情况 胎儿在子宫内的生长发育受孕母生活环境、营养、情绪、疾病等因素的影响。母亲妊娠早期病毒感染可导致胎儿先天性畸形；妊娠期严重营养不良可引起流产、早产和胎儿体格生长以及脑发育迟缓；妊娠早期受到某些药物、X线照射、毒物和精神创伤的影响，也可使胎儿发育受阻。

4. 生活环境 良好的居住环境，阳光充足、空气新鲜、水源清洁、低噪声、舒适的居住条件，以及良好的生活习惯、科学护理、体育锻炼、完善的医疗保健服务等，都是保障儿童生长发育达到最佳状态的重要因素。随着社会的发展，生命质量的提高，生活环境的好坏在一定程度上影响儿童的生长发育状况。

综上所述，生长发育水平是遗传（heredity）与环境（environment）共同作用的结果。

# 第三节 体格生长

## 一、体格生长常用指标

体格生长一般选择容易测量、有较大代表性的指标来表示。常用的指标有体重、身高（长）、头围、坐高（顶臀长）、上臂围、胸围、皮下脂肪等。

## 二、出生至青春前期的体格生长规律

### （一）体重的增长

体重（weight）为全身各器官、系统、体液的总质量。其中骨骼、肌肉、内脏、脂肪、体液为主要成分。因脂肪与体液变化较大，体重在体格生长指标中最容易波动。体重易于测量，是最容易获得的反映儿童生长与营养状况的指标。儿科临床中用体重计算药量和静脉输液量。

我国男婴平均出生体重为（3.33 ± 0.39）kg，女婴为（3.24 ± 0.39）kg。出生后1周内若摄入不足，加之水分丢失、胎粪排出，会出现暂时性体重下降或称生理性体重下降，一般于出生后3 ~ 4日达最低点（下降3% ~ 9%），之后逐渐回升，至出生后第7 ~ 10日可恢复到出生时的体重。

出生1个月以后体重估算公式如下：

1 ~ 6个月婴儿的体重（kg）= 出生体重（kg）+ 月龄 ×0.7

7 ~ 12个月婴儿体重（kg）=6（kg）+ 月龄 ×0.25

1 ~ 12岁儿童体重（kg）= 年龄（周岁数）×2+8

儿童体重的增长为非匀速的增加，进行评价时应以个体儿童体重增长的变化为依据，不宜以人群均数作为“标准”看待。

### （二）身材的增长

1. 身高（长） 身高（height）是指头部、脊柱与下肢长度的总和。3岁以下儿童应仰卧位测量，称为身长。立位与仰卧位测量值相差1 ~ 2 cm。

身高（长）的增长规律与体重相似。出生时身长平均为50 cm；1岁时身长约75 cm；

2 岁时身长约 85 cm；2 岁以后身长每年增长 5 ~ 7 cm。2 岁以后每年身高增长<5 cm，为生长速度下降。正常儿童 2 岁以后身高估算公式如下：

2 ~ 12 岁身高（cm）= 年龄（周岁数）× 7+75（cm）

身高（长）的生长受遗传、内分泌、宫内生长水平的影响明显，短期的疾病与营养波动对身高（长）的生长影响不大。

2. 坐高（顶臀长） 是头顶到坐骨结节的长度。与身长测量一致，3 岁以下儿童仰卧位测量为顶臀长。坐高增长代表头颅与脊柱的生长。

3. 指距 是两上肢水平伸展时两中指尖的距离，代表上肢长骨生长。

**（三）头围的增长**

头围（head circumference）的增长与脑和颅骨的生长有关。出生时平均头围 32 ~ 34 cm，1 岁时头围约为 46 cm，2 岁时头围约 48 cm，2 ~ 15 岁头围仅增加 6 ~ 7 cm。头围的测量在 2 岁以内最有价值。

婴幼儿期连续追踪测量头围比一次测量更重要。头围大小与双亲的头围有关；头围小于均值 2 个标准差常提示有脑发育不良的可能，小于均值 3 个标准差以上常提示脑发育不良；头围增长过速往往提示脑积水。

**（四）胸围的增长**

胸围（chest circumference）代表肺与胸廓的生长。出生时胸围 32 cm，1 岁左右胸围约等于头围。1 岁至青春前期胸围应大于头围（约为头围 + 年龄 –1 cm）。

**（五）上臂围的增长**

上臂围代表肌肉、骨骼、皮下脂肪和皮肤的生长。1 岁以内上臂围增长迅速；1 ~ 5 岁增长缓慢，为 1 ~ 2 cm。有时可用左上臂围测量筛查 5 岁以下儿童的营养状况。

**（六）身体比例与匀称性**

在生长过程中，身体的比例与匀称性生长有一定规律。

1. 头与身长比例 头的生长在宫内与婴幼儿期领先生长，而躯干、下肢生长则较晚，生长时间也较长。头、躯干、下肢长度的比例在生长进程中发生变化。头长占身长（高）的比例在婴幼儿为 1/4，到成人后为 1/8。

2. 体型匀称 表示体型（形态）生长的比例关系。

3. 身材匀称 以坐高（顶臀长）与身高（长）的比例表示，反映下肢的生长情况。坐高占身高的比例由出生时的 0.67 下降到 14 岁时的 0.53。

任何影响下肢生长的疾病，可使坐高与身高的比例停留在幼年状态，如甲状腺功能减退与软骨营养不良。

4. 指距与身高 正常时，指距略小于身高（长）。若指距大于身高 1 ~ 2 cm，对诊断长骨的异常生长有参考价值，如马方综合征患儿的蜘蛛样指（趾）。

## 三、青春期的体格生长规律

青春期（puberty）是儿童到成人的过渡期，受性激素等因素的影响，体格生长出现出生后的第二个高峰，有明显的性别差异。男孩的身高增长高峰约晚于女孩 2 年，且每年身高的增长值大于女孩，因此，最终的成年身高一般来说男孩比女孩高。

青春期体重的增长与身高平行，同时内脏器官增长。女性耻骨与髂骨下部生长及脂肪堆积，臀围加大。男性则有肩部增宽、下肢较长、肌肉增强的不同体型特点。

## 第四节　与体格生长有关的其他系统的发育

### 一、骨骼

1. 头颅骨　婴儿出生时颅骨缝稍有分开，于3～4月龄时闭合。出生时后囟很小或已闭合，最迟于6～8周龄闭合。前囟出生时为1～2 cm，以后随颅骨生长而增大，6月龄左右逐渐骨化而变小，一般在1～1.5岁闭合。

2. 脊柱　脊柱的增长反映脊椎骨的生长。出生后第1年脊柱生长快于四肢，以后四肢生长快于脊柱。出生时脊柱无弯曲，仅呈轻微后凸。3个月左右抬头动作的出现使颈椎前凸；6个月后能坐，出现胸椎后凸；1岁左右开始行走，出现腰椎前凸。这样的脊椎自然弯曲至6～7岁才为韧带所固定。

3. 长骨　是从胎儿到成人期逐渐完成的。长骨的生长主要由长骨干骺端的软骨骨化，骨膜下成骨，使长骨增长、增粗，当骨骺与骨干融合时，标志长骨停止生长。

随年龄的增加，长骨干骺端的软骨次级骨化中心按一定顺序及骨解剖部位有规律地出现。骨化中心出现可反映长骨的生长成熟程度。用X线检查测定不同年龄儿童长骨干骺端骨化中心出现的时间、数目、形态的变化，并将其标准化，即为骨龄（bone age）。出生时腕部尚无骨化中心，股骨远端及胫骨近端已出现骨化中心。因此，判断长骨的生长，婴儿早期应摄膝部X线骨片，年长儿摄腕部X线骨片。骨生长明显延迟的儿童应加摄膝部X线骨片。

### 二、牙齿

牙齿生长与骨骼有一定关系，但因胚胎来源不完全相同，牙齿与骨骼的生长不完全平行。人一生有乳牙（20个）和恒牙（32个）两副牙齿。出生后4～10个月乳牙开始萌出，12个月后未萌出者为乳牙萌出延迟。约于2.5岁时，乳牙出齐。乳牙萌出时间个体差异较大，与遗传、内分泌、食物性状有关。

6岁左右萌出第一颗恒牙（又称为6龄齿）；6～12岁阶段，乳牙逐个被同位恒牙替换，此期为混合牙列期；12岁萌出第二恒磨牙；17～18岁萌出第三恒磨牙（智齿），也有终身第三恒磨牙不萌出者。

出牙为生理现象，出牙时个别婴儿可有低热、唾液增多、发生流涎及睡眠不安、烦躁等症状。健康的牙齿生长与蛋白质、钙、磷、氟，维生素A、C、D等营养素和甲状腺激素有关。食物的咀嚼有利于牙齿生长。牙齿生长异常时，可见外胚层生长不良、钙或氟缺乏、甲状腺功能减退等疾病。

## 第五节　神经心理发育

### 一、神经系统的发育

在胎儿期，神经系统的发育领先于其他各系统，新生儿大脑的神经细胞数目已与成人接近，但细胞分化不成熟。3 岁时细胞分化基本完成，8 岁时脑细胞发育基本成熟接近成人水平。神经髓鞘的形成和发育约在 4 岁完成，在此之前，尤其在婴儿期，各种刺激引起的神经冲动传导速度缓慢，且易于泛化；不易形成兴奋灶，易疲劳而进入睡眠状态。

脊髓随年龄而增长。胎儿期，脊髓下端在第 2 腰椎下缘，4 岁时上移至第 1 腰椎，所以，对婴幼儿腰椎穿刺时进针点应偏低，避免损伤脊髓。

新生儿出生后存在某些生理反射，如角膜反射、吞咽反射等，这些反射终身存在。新生儿特有的神经反射（如吸吮反射）出生时就存在，1 岁后消失；握持反射、拥抱反射出生后均存在，2 ~ 4 个月后消失。婴儿肌腱反射较弱，到 1 岁时才可稳定引出。3 ~ 4 个月的婴儿，凯尔尼格征可呈阳性，2 岁以下儿童 Babinski 征可呈阳性。

## 二、感知觉的发育

1. 视觉发育　新生儿已有视觉感应功能，瞳孔有对光反射，在安静清醒状态下可短暂注视物体，但只能看清 15 ~ 20 cm 的事物。婴儿期第 2 个月起可协调地注视物体，开始有头眼协调；3 ~ 4 个月时喜看自己的拳头，头眼协调很好，可追随活动的物体；6 ~ 7 个月时目光可随上下移动的物体垂直转动；8 ~ 9 个月时开始出现视深度感觉，能看到小物体；18 个月时能区别各种形状；2 岁时可区别垂直线和横线；5 岁时可区别各种颜色；6 岁时视深度已充分发育。

2. 听觉发育　出生时鼓室内无空气，听力差；出生后 3 ~ 7 日听觉已相当良好；3 ~ 4 个月时头可转向声源，听到悦耳响声会微笑；7 ~ 9 个月时能确定声源，区别语言的意义；13 ~ 16 个月时可寻找不同响度的声源，听懂自己的名字；4 岁时听觉发育已完善。

3. 味觉发育　出生时味觉发育已很完善，4 ~ 5 个月时对食物轻微的味道改变已经很敏感，为味觉发育关键期。

4. 嗅觉发育　出生时嗅觉中枢与神经末梢已基本发育成熟，3 ~ 4 个月时能区别愉快与不愉快的气味，7 ~ 8 个月开始对芳香气味有反应。

5. 皮肤感觉发育　新生儿眼、口周、手掌、足底等部位的触觉已很灵敏，而前臂、大腿、躯干的触觉则较迟钝。新生儿痛觉较迟钝，第 2 个月起才逐渐改善。

## 三、运动的发育

### （一）平衡与大运动

1. 抬头　新生儿俯卧时能抬头 1 ~ 2 s，3 个月时抬头较稳，4 个月时抬头很稳并能自由转动。

2. 坐　6 个月时能双手向前撑住独坐，8 个月时能坐稳并能左右转身。

3. 翻身　7 个月时能有意识地从仰卧位翻身至俯卧位，然后从俯卧位翻至仰卧位。

4. 爬　应从 3 ~ 4 个月开始训练，7 ~ 8 个月时已能用手支撑胸腹，使上身离开床面，有时能在原地转动身体，8 ~ 9 个月可用双上肢向前爬，12 个月左右爬时手膝并用，18 个月时可爬上台阶。

5. 站、走、跳　9 个月左右能扶栏杆站立，11 个月可独自站立片刻，12 个月开始迈步走，15 个月可独自走稳，18 个月能跑及倒退走，2 岁可并足跳，2.5 岁时会单足跳，3 岁时可双足交替走下楼梯，4 ~ 5 岁能快跑。

**（二）细动作**

3～4个月握持反射消失后手指开始有意识地取物；6～7个月时出现换手与捏、敲等探索性动作，能独自摇摆或玩弄小物体；9～10个月时可用拇、示指拾取物体，喜撕纸；12～15个月时学会用匙，可乱涂画；18个月时能叠2～3块方积木；2岁时能叠6～7块方积木，能握杯喝水，会翻书；3岁能画垂直线，用积木搭桥；4岁时基本能自己穿、脱简单的衣服。

## 四、语言的发育

新生儿已会哭叫，2个月发“啊”“呜”等音；3～4个月咿呀发音；6个月能听懂自己的名字；7～8个月能发“爸爸”“妈妈”的音；8～10个月时喜欢模仿成人的口唇动作练习发音，能听懂简单的词意；12个月能有意识地叫“爸爸”“妈妈”，能说简单的单词；18月龄时能用15～20个字，指认并说出家庭主要成员的称谓；24月龄时能指出简单的人名、物名及图片；到3岁时能指认许多物品名，并说由2～3个字组成的短句；4岁时能讲述简单的故事情节。

（徐冬梅）

# 第三章 儿童保健

儿童保健是以预防为主，结合医疗、科研、养育等各方面的工作。其主要任务是研究儿童各年龄期生长发育的规律及其影响因素，以通过有效措施，促进有利因素，防止不利因素，保障儿童的健康成长，防治儿童常见病、多发病，减少发病率并降低儿童死亡率。儿童保健研究涉及的内容包括：儿童的体格生长和社会心理发育、儿童营养、儿童健康促进和儿科疾病的管理等。

## 第一节 各年龄期儿童的保健重点

### 一、胎儿期及围生期

胎儿的发育与孕母的躯体健康、营养状况、心理卫生和生活环境等密切相关，胎儿期及围生期保健主要通过对孕母的保健来实现。

1. 预防遗传性疾病与先天畸形 应大力提倡和普及婚前检查及遗传咨询，禁止近亲结婚以减少遗传性疾病的可能性；孕母应增强抵抗力，以降低妊娠期病毒感染的机会；应避免接触放射线和铅、汞、苯、有机磷农药等化学毒物；应避免吸烟、酗酒；患有心肾疾病、糖尿病、结核病、甲状腺功能亢进等慢性疾病的孕母，应在医生指导下用药；对高危产妇除定期产前检查外，应加强观察，一旦出现异常情况，应及时就诊。

2. 保证充足营养 妊娠后期应加强钙、维生素 D、铁、锌等重要营养素的补充，但也应防止营养摄入过多而导致胎儿体重过重，影响分娩和儿童期以及成年后的健康。

3. 尽可能避免妊娠期并发症 孕母生活规律，心情愉快，无精神负担，可减少妊娠期并发症，预防流产、早产的发生。对高危孕妇应加强随访。

4. 注重产前检查及产前诊断 做好助产工作，预防新生儿缺氧、窒息、感染、颅内出血是降低围生期死亡率的重要措施。

5. 加强新生儿护理 注意保暖，合理喂养，对缺氧、窒息、低血糖、低体温和颅内出血等做好预防工作，一旦发生，及时处理。

### 二、新生儿期

初生新生儿需经历一段时间的调整，才能适应宫外环境。新生儿期，特别是出生后 1 周内的新生儿发病率和死亡率极高，婴儿死亡中约 67% 是新生儿，<1 周的新生儿占新生儿死亡数的 70%左右。故新生儿保健是儿童保健的重点，而出生后 1 周内新生儿的保健是重中之重。

1. 出生时的护理　产房室温应保持在25～28℃。新生儿娩出后应迅速清理口腔内黏液，保证呼吸道通畅；严格消毒、结扎脐带；记录出生时Apgar评分、体温、心率、呼吸、体重与身长；设立新生儿观察室，出生后观察6 h，正常者进入婴儿室，提倡母婴同室，尽早喂母乳；高危儿送入新生儿重症监护室。新生儿出院回家前，应根据要求进行先天性遗传代谢病筛查（目前开展的有先天性甲状腺功能减退和苯丙酮尿症）和听力筛查。

2. 新生儿居家保健　新生儿居室的温度与湿度应随气候变化调节。有条件的家庭在冬季应使室内温度保持在20～22℃，湿度以55%为宜；无条件时可用热水袋保暖，避免体温不升。提倡母乳喂养，指导母亲正确的哺乳方法；母奶确实不足或无法进行母乳喂养的婴儿，应指导母亲使用科学的人工喂养方法。新生儿皮肤娇嫩，应每日洗澡保持皮肤清洁。根据室温选择合适的衣服与尿布。父母应多与婴儿说话，抚摸、抱、摇婴儿均有利于早期的情感交流。应尽量避免过多的外来人员接触。注意脐部护理。应接种卡介苗和乙肝疫苗。

## 三、婴儿期

婴儿期的体格生长十分迅速，需要大量各种营养素满足其生长，但婴儿的消化功能尚未成熟，故易发生消化紊乱和营养不良等疾病。婴儿从母体获得的IgG逐渐消失，而自身后天的免疫功能尚不完善，故易患感染性疾病和传染病。因此，应提倡纯母乳喂养至4～6个月，部分母乳喂养或人工喂养婴儿则应选择配方奶粉。从4～6个月开始应添加辅食，为断离母乳做准备。定期进行体格检查，便于早期发现缺铁性贫血、佝偻病、营养不良、发育异常等疾病并予以及时地干预和治疗。坚持户外活动，进行日光浴、空气浴和被动体操有利于体格生长。给予各种感知觉的刺激，促进大脑发育。婴儿期应按计划免疫程序完成基础免疫。预防吸入异物及窒息。

## 四、幼儿期

幼儿期是社会心理发育最为迅速的时期。该时期应重视与幼儿的语言交流，通过游戏、讲故事、唱歌等促进幼儿语言发育与大运动能力的发展。同时，应培养幼儿的独立生活能力，安排规律生活，养成良好的生活习惯，如进食、排便、睡眠、沐浴、游戏、户外活动等。每3～6个月应进行一次体格检查，预防龋齿。由于该时期的儿童已经具备一定的活动能力，还应注意防止异物吸入、烫伤、跌伤等意外伤害。

## 五、学龄前期

学龄前期儿童是性格形成的关键时期。加强学龄前期儿童的教育较为重要，应注意培养其学习习惯、想象力与思维能力，使之具有良好的心理素质。应通过游戏、体育活动增强体质，在游戏中学习遵守规则和与人交往。每年应进行1～2次体格检查，进行龋齿、视力、缺铁性贫血等常见病的筛查与矫治。保证充足营养，预防外伤、溺水、误服药物以及食物中毒等伤害。

## 六、学龄期及青春期

此期是儿童获取知识最重要的时期，也是体格发育的第二个高峰期。应提供适宜的学习环境，培养良好的学习习惯，并加强素质教育；积极体育锻炼，增强体质，同时培养儿童的毅力和意志力；合理安排生活，供给充足营养，预防龋齿、屈光不正、缺铁性贫血等常见病的发生；进行法制教育，学习交通规则和意外伤害防范知识。在青春期，应进行正确的性教育以使其在生理和心理上有正确的认识。

## 第二节 儿童保健的具体措施

### 一、护理

对儿童的护理是儿童保健、医疗工作的基础内容。

1. 居室 应通气良好、阳光充足，冬季室内温度尽可能达到18～20℃，湿度为55%～60%。对哺乳期婴儿，主张母婴同室，便于母亲哺乳和照料婴儿。患病者不应进入婴儿居室，尤其是新生儿、早产儿的居室。

2. 衣着（尿布） 应选择柔软浅色的纯棉织物，宽松而少接缝，以避免摩擦皮肤，便于穿脱。存放新生儿衣物的衣柜内不能放置樟脑丸，以免发生新生儿溶血。新生儿应衣着宽松，冬季不宜穿得过多、过厚，让婴儿活动自如，保持双下肢屈曲姿势，有利于髋关节的发育。婴儿最好穿连衣裤或背带裤，不用松紧腰裤，以利于胸廓发育。

### 二、营养

营养是保证儿童生长发育及健康的先决条件，必须及时对家长和有关人员进行有关母乳喂养、辅食添加、幼儿期进食习惯培养、学前及学龄期儿童的膳食安排等内容的宣传教育和指导。

### 三、计划免疫

计划免疫是根据儿童的免疫特点和传染病发生的情况制定的免疫程序，通过有计划地使用生物制品进行预防接种，以提高人群的免疫水平，达到控制和消灭传染病的目的。按照我国卫生和计划生育委员会（2013年由卫生部重组）的规定，婴儿必须在1岁内完成卡介苗，脊髓灰质炎三价混合疫苗，百日咳、白喉、破伤风类毒素混合制剂，麻疹减毒疫苗及乙肝疫苗接种的基础免疫。根据流行地区和季节，或根据家长自己的意愿，有时也进行乙型脑炎疫苗、流行性脑脊髓膜炎疫苗、流感疫苗、风疹疫苗、腮腺炎疫苗、甲肝疫苗等的接种。

### 四、心理卫生

世界卫生组织给健康所下的定义是：不仅是没有疾病和病痛，而且是个体在身体上、精神上、社会上的完满状态。故心理健康和身体健康同等重要。保健工作不仅使儿童在体格方面茁壮成长，还必须按照其中枢神经生理功能的发育进行科学合理养育，使儿童具有乐观、豁达、积极向上、勇于克服困难和适应社会的良好素质。

#### （一）习惯的培养

1. 睡眠习惯 ①应从小培养儿童养成规律的睡眠习惯。②儿童居室应安静，光线应柔和，睡前避免过度兴奋，婴儿应有自己固定位置的床位，使睡眠环境相对恒定。③儿童应该有相对固定的睡眠作息时间，不要任意改变儿童的睡眠时间。④婴儿可用固定乐曲催眠入睡，一旦夜间醒来，不摇、不拍、不抱、不可用喂哺催眠。对幼儿可用低沉声音重复讲故事帮助其入眠。⑤保证充足睡眠时间。⑥培养独自睡觉。

2. 进食习惯　从婴儿期开始就应注意训练儿童进食能力，培养良好的进食习惯。①按时添加辅食。②进食根据儿童的自愿，不强行喂食。③不偏食、不挑食、不吃零食。

3. 排便习惯　随着食物性质的改变和消化功能的成熟，婴儿大便次数逐渐减少到每日1～2次，此时，便可开始训练坐便盆、定时排大便。当儿童会走路，有一定的语言理解和表达能力时，就可训练其控制大小便。一般1岁左右的儿童已可表示便意，2～3岁后夜间可不排尿。用尿布不会影响控制大小便能力的培养。

4. 卫生习惯　从婴儿期起就应培养良好的卫生习惯，定时洗澡、勤剪指甲、勤换衣裤，不随地大、小便。3岁以后培养儿童自己早晚刷牙、饭后漱口、饭前便后洗手的习惯。儿童应养成不喝生水及不吃未洗净的瓜果，不吃掉在地上的食物，不随地吐痰，不乱扔果皮纸屑的良好卫生习惯。

**（二）社会适应性的培养**

从小培养儿童良好地适应社会的能力是促进儿童健康成长的重要内容之一。儿童的社会适应性行为是各年龄阶段相应神经心理发展的综合表现，与家庭环境、育儿方式及儿童性别、年龄、性格密切相关。

1. 独立能力　应在日常生活中培养婴幼儿的独立能力，如自行进食、控制大小便、独自睡觉、自己穿衣鞋等。年长儿则应培养其独立分析、解决问题的能力。

2. 控制情绪　儿童控制情绪的能力及语言、思维的发展与父母的教育有关。婴幼儿的生活需要依靠成人的帮助，父母及时应答儿童的需要有助于儿童心理的正常发育。儿童常因要求不能满足而不能控制自己的情绪，或发脾气，或发生侵犯行为，故成人对儿童的要求与行为应按社会标准或给予满足，或加以约束，或预见性地处理问题，以减少儿童产生消极行为的机会。用诱导方法而不用强制方法处理儿童的行为问题可以减少其对立情绪。

3. 意志力　在日常生活、游戏、学习中应该有意识地培养儿童克服困难的意志，增强其自觉、坚持、果断和自制的能力。

4. 社交能力　从小给予儿童积极愉快的感受，如喂奶时不断抚摸孩子；与孩子眼对眼微笑说话；抱孩子，和其说话、唱歌；孩子会走后，常与孩子做游戏、讲故事，这些都会增强孩子与周围环境和谐一致的生活能力。注意培养儿童之间互相友爱，鼓励孩子帮助朋友，倡导善良的品德。在游戏中学习遵守规则，团结友爱，互相谦让，学习与人相处。

5. 创造能力　人的创造能力与想象能力密切相关。启发式地向儿童提问题，引导儿童自己去发现问题和探索问题，可促进儿童思维能力的发展。通过游戏、讲故事、绘画、听音乐、表演、自制小玩具等可以培养儿童的想象力和创造能力。

**（三）父母和家庭对儿童心理健康的作用**

父母的教养方式和态度、与儿童的亲密程度等，与儿童个性的形成和社会适应能力的发展密切相关。从小与父母建立相依感情的儿童，日后会有良好的社交能力和人际关系；父母对婴儿的咿呀学语做出及时的应答，可促进儿童的语言和社会性应答能力的发展；婴儿期与母亲接触密切的儿童，其语言和智能发育较好。父母采取民主方式教育的儿童，善于与人交往，机灵、大胆而有分析思考能力；反之，如父母常打骂儿童，则儿童缺乏自信心、自尊心，他们的戒备心理往往使他们对他人的行为和意图产生误解。父母过于溺爱的儿童缺乏独立性，任性且情绪不稳定。因此，父母应了解不同年龄阶段儿童的心理发育特点，理解儿童的行为，以鼓励的正面语言教育为主，对儿童的不良行为应及时说服制止。父母是孩子的第一任老师，应提高自身的素质，言行一致，以身作则教育儿童。

## 五、定期健康检查

0～6岁的散居儿童和托幼机构的集体儿童应进行定期健康检查，系统观察儿童的生长发育、营养状况，及早发现异常并采取相应的干预措施。

## 六、体格锻炼

### （一）户外活动

一年四季均可进行户外活动。户外活动可增加儿童对冷空气的适应能力，提高机体免疫力；接受日光直接照射还能预防佝偻病。婴儿出生后应尽早户外活动，到人少、空气新鲜的地方，开始户外活动的时间由每日1～2次，每次10～15 min，逐渐延长到1～2 h；冬季户外活动时仅暴露面、手部，注意身体保暖。年长儿除恶劣气候外，鼓励多在户外玩耍。

### （二）皮肤锻炼

1. 婴儿皮肤按摩　按摩时可用少量婴儿润肤霜使之润滑，在婴儿面部、胸部、腹部、背部及四肢有规律地轻揉与捏握，每日早晚进行，每次15 min以上。按摩可刺激皮肤，有益于循环、呼吸、消化、肢体肌肉的放松与活动。皮肤按摩不仅给婴儿以愉快的刺激，同时也是父母与婴儿之间最好的情感交流方式之一。

2. 温水浴　可提高皮肤适应冷热变化的能力，故不仅可保持皮肤清洁，还可促进新陈代谢，增加食欲，有利于睡眠和生长发育。冬季应注意室温、水温，做好温水浴前的准备工作，减少体表热能散发。

3. 擦浴　7～8个月以后的婴儿可进行身体擦浴。水温32～33℃，待婴儿适应后，水温可逐渐降至26℃，先用毛巾浸入温水，拧至半干，然后在婴儿四肢做向心性擦浴，擦毕再用干毛巾擦至皮肤微红。

4. 淋浴　适用于3岁以上儿童，效果比擦浴更好。每日1次，每次冲淋身体20～40 s，水温35～36℃，浴后用干毛巾擦至全身皮肤微红。待儿童适应后，可逐渐将水温降至26～28℃。

### （三）体育运动

1. 婴儿被动操　被动操是指由成人给婴儿做四肢伸屈运动。一般认为，被动操可促进婴儿大运动的发育、改善全身血液循环，适用于2～6个月的婴儿，每日1～2次为宜。

2. 婴儿主动操　6～12个月婴儿大运动开始发育，可训练婴儿爬、坐、仰卧起身、扶站、扶走、双手取物等动作。

3. 幼儿体操　12～18个月幼儿学走尚不稳时，在成人的扶持下，帮助婴儿进行有节奏的活动。18个月～3岁幼儿可配合音乐，做模仿操。

4. 儿童体操　如广播体操、健美操，以增进动作协调性，有益于肌肉骨骼的发育。

5. 游戏、田径与球类　年长儿可利用器械进行锻炼，如木马、滑梯，还可进行各种田径、球类、舞蹈、跳绳等活动。

## 七、伤害预防

1. 窒息与异物吸入　3 个月以内的婴儿应注意防止因被褥、母亲的身体、吐出的奶液等造成的窒息，较大婴幼儿应防止食物、果核、果冻、纽扣、硬币等异物吸入气管。

2. 中毒　保证儿童食物的清洁卫生，防止食物在制作、储备、出售过程中处理不当所致的细菌性食物中毒；避免食用有毒的食物，如毒蘑菇、含氰果仁（苦杏仁、桃仁、李仁等）、白果仁、河豚、鱼苦胆等。药物应放置在儿童拿不到的地方；儿童内、外用药应分开放置，防止误服外用药造成的伤害。

3. 外伤　婴幼儿居室的窗户、楼梯、阳台、睡床等都应置有栏杆，防止从高处跌落；妥善放置开水、油、汤等，以免造成儿童烫伤；教育儿童不可随意玩火柴、煤气等危险物品。室内电器、电源应有防止触电的安全装置。

4. 溺水与交通事故　教育儿童不可独自或与小朋友去无安全措施的江河、池塘玩水。教育儿童遵守交通规则。

5. 教会孩子自救　如发生火灾拨打 119，遭受外来人的侵犯拨打 110，意外伤害急救拨打 120 电话。

（徐冬梅）

# 第四章　营养和营养障碍性疾病

## 第一节　儿童营养基础

### 一、营养与营养素

营养（nutrition）是儿童摄取和利用食物维持生命活动的过程。对儿童健康极其重要，合理的营养是维持儿童生命活动的必需物质和保证正常生长发育的必需条件。营养素（nutrients）是指食物中经过消化、吸收和代谢能够维持人体生命活动的各种物质。营养素分为：能量、宏量营养素、微量营养素、其他膳食成分。

儿童处于生长发育时期，对营养需求较高，但自身消化吸收功能尚不完善，合理的膳食行为尚未建立，因此解决好这些矛盾对儿童的健康成长非常重要。

人体能量代谢的最佳状态是能量消耗与摄入达到平衡，缺乏和过剩都对生长发育不利。儿童总能量消耗量包括基础代谢率、食物的热力作用、生长、活动和排泄 5 个方面。

1. 基础代谢率　指人体在清醒且安静的状态下不受肌肉活动、环境温度、食物及精神紧张等影响时的能量代谢率。儿童基础代谢的能量需要量比成人高，伴随年龄增长而逐渐减少。

2. 食物热力作用　指进餐后几小时内发生的超过基础代谢率的能量消耗，主要用于体内营养素的代谢。

3. 活动消耗　指儿童活动时所消耗的能量，与身体大小、活动强度、持续时间、类型有关，故活动所需能量个体波动较大，随年龄增长而增加。当能量摄入不足时，儿童首先表现为活动减少。

4. 排泄消耗　为正常状况下没有消化吸收的食物的损失，约占总能量的 10%，腹泻时排泄消耗增加。

5. 生长所需　是儿童特有的组织生长合成所消耗的能量，与儿童生长的速度成正比，即随年龄增长而逐渐减少。

### 二、宏量营养素

1. 糖类　分为单糖、双糖和多糖，是供能的主要来源。

2. 脂质　分为脂肪（三酰甘油）和类脂，是人体的第二供能营养素。人体不能合成、必须依靠食物供给的脂肪酸称为必需脂肪酸。

3. 蛋白质　是体内氮的唯一来源，是构成机体组织和器官的重要成分。目前已发现的构成人体蛋白质的氨基酸有 20 余种，其中 9 种是儿童必需氨基酸，必须由食物提供。

为满足儿童生长发育的需要，首先必须保证能量供给，其次是蛋白质。宏量营养素应供给平衡、比例适当，否则容易发生代谢失调。

## 三、微量营养素

1. 常量元素　在人体中含量大于体重的 0.01% 的各种元素称为常量元素，如钠、钙、钾、磷等。

2. 微量元素　在人体中含量绝大多数小于体重的 0.01%，必须通过食物摄入，有十分重要的生理功能。

3. 维生素　在体内含量极微，是维持人体正常生理功能所必需的一类有机物质，分为脂溶性和水溶性两种。

## 四、其他膳食成分

1. 膳食纤维　指不易被人体消化的食物营养素，但具有重要功能。

2. 水　是人体不可缺乏的物质。儿童水的需要量与能量摄入、食物种类、肾功能成熟度、年龄等因素有关。婴幼儿新陈代谢旺盛，需要量相对较多。

# 第二节　婴儿喂养方法

## 一、母乳喂养

### （一）人乳的特点

1. 营养丰富　人乳含有丰富的乳清蛋白、不饱和脂肪酸、乳糖，钙磷比例适宜，同时还富含微量元素及维生素。母乳营养丰富，生物效价高，易被婴儿利用，含必需氨基酸比例适宜；宏量营养素产能比例适宜，很少产生过敏；母乳中电解质浓度低、蛋白质分子小，矿物质易被婴儿吸收；但含维生素 D、维生素 K 少，需适当补充。

2. 生物作用

（1）缓冲力小：母乳的 pH 3.6（牛乳 pH 5.3），不影响胃液酸度，对酸碱的缓冲力小，利于酶发挥作用。

（2）含不可替代的免疫成分：①初乳含丰富的 SIgA，能保护消化道黏膜，具有抗多种病毒、细菌的作用；②含有大量免疫活性细胞，可促进新生儿免疫功能的成熟；③含较多乳清蛋白，可抑制细菌生长；④母乳中的溶菌酶能抑制大肠埃希菌、酵母菌等的生长；⑤低聚糖是母乳所特有的，能促进乳酸杆菌生长，防止细菌黏附于肠黏膜。

（3）含生长调节因子：生长调节因子是一组对细胞增殖、发育有重要作用的因子，如牛磺酸、激素样蛋白、干扰素和某些酶。

3. 其他　母乳喂养还有方便、经济、温度适宜、利于婴儿心理健康的优点。哺乳还可加快乳母产后子宫复原，减少再受孕的机会。

（二）人乳的成分变化

1. 各期人乳成分 妊娠后期与分娩4～5日以内为初乳，5～14日为过渡乳，14日以后为成熟乳。母乳中的脂肪、水溶性维生素、维生素A、铁等营养素与乳母饮食有关。初乳含脂肪较少而蛋白质较多（主要为免疫球蛋白），维生素A、牛磺酸和矿物质的含量丰富，对新生儿的生长发育和抗感染能力十分重要。随哺乳时间的延长，蛋白质和矿物质含量逐渐减少。乳汁中乳糖的含量各期较恒定。

2. 哺乳过程的乳汁成分变化 每次哺乳过程中乳汁的成分也随时间而变化，可人为将哺乳过程分为三部分：第一部分分泌的乳汁脂肪低而蛋白质高，第二部分乳汁脂肪含量逐渐增加而蛋白质含量逐渐降低，第三部分乳汁中脂肪含量最高。

3. 乳量 正常情况下，乳母每天泌乳量随时间而逐渐增加，成熟乳量平均可达700～1 000 mL。产后6个月乳母的泌乳量及乳汁的营养成分逐渐下降。应劝告乳母不要轻易放弃哺乳。

（三）建立良好的母乳喂养方法

成功的母乳喂养是母亲、婴儿双方都积极参与并感到满足的。婴儿的摄乳量随母亲喂养能力的提高而增加。建立良好的母乳喂养需要注意三个方面：①乳母有充足的乳汁。②哺乳时出现有效的泌乳反射。③婴儿有力的吸吮。世界卫生组织（WHO）和我国原卫生部制定的《婴幼儿喂养策略》建议，出生后6个月内完全接受母乳喂养。

1. 产前准备 成功的哺乳需要孕妇身、心两方面进行积极的准备，保证妊娠期合理的营养，适当增加体重，储存足够脂肪供哺乳的消耗。

2. 乳头保健 孕母在妊娠后期每日用清水（忌用肥皂或乙醇之类）擦洗乳头，采取适当方法防止出现乳头皲裂及乳头内陷。

3. 尽早开奶、按需哺乳 吸吮对乳头的刺激可反射性地促进泌乳，增加乳汁分泌，尽早开奶可减轻婴儿生理性黄疸，同时还可减轻生理性体重下降、预防低血糖的发生。

4. 促进乳汁分泌 哺乳前先湿热敷乳房，促进母乳循环，两侧乳房应交替进行哺乳，每次哺乳应让乳汁排空。

5. 正确的喂哺技巧 正确的喂哺姿势可刺激婴儿的口腔动力，利于吸吮。还包括如何唤起婴儿的最佳进奶状态；等待哺乳的婴儿应是清醒状态、有饥饿感，更换干净的尿布等。

6. 乳母心情愉快 因乳汁的分泌受情绪的影响很大，心情压抑可使乳汁分泌减少，在婴儿早期应采取按需哺乳的方式，保证乳母身心愉快和充足睡眠。

（四）不宜哺乳的情况

1. 母亲感染人类免疫缺陷病毒（HIV）、患活动性结核、严重心脏病、肾病、糖尿病及癌症，以及患慢性疾病需长期用药的。

2. 母亲患急性传染病或败血症的。

3. 母亲乳房皲裂或发生乳房脓肿感染时，暂停喂哺。

4. 早产及低体重婴儿或患唇裂、腭裂等先天性疾病患儿，直接哺乳困难的，可用滴管喂养母乳。

## 二、部分母乳喂养

部分母乳喂养即同时给婴儿母乳与配方奶或兽乳喂养。有以下两种情况：

1. 补授法　母乳不足时用配方奶或兽乳补充母乳喂养，“缺多少，补多少”。

2. 代授法　用配方奶或兽乳替代一次母乳喂养，为断离母乳，开始有意减少哺喂母乳量，增加配方奶量或兽乳量，用配方奶或兽乳逐渐替代母乳，直到完全替代母乳。

## 三、人工喂养

6个月以内的婴儿由于各种原因导致不能母乳喂养而完全用配方奶或其他兽乳。（如牛乳、羊乳、马乳等）喂哺婴儿，称为人工喂养。

**（一）奶量摄入的估计（6个月以内）**

婴儿的体重以及奶制品规格是估计婴儿奶量的必备资料。

1. 配方奶粉摄入量估计　按规定调配的配方奶蛋白质和矿物质浓度接近人乳，只要奶量适当，亦可满足总液量需要。

2. 全牛奶摄入量估计　全牛奶喂养时，蛋白质和矿物质浓度较高，需在两次喂哺之间加水，使奶与水量（总液量）达150 mL/（kg・d）。

**（二）正确的喂哺技巧**

人工喂养需要有正确的喂哺技巧，包括正确的喂哺姿势、婴儿完全觉醒状态，选用适宜的奶嘴和奶瓶，注意奶液的温度、喂哺时奶瓶的位置，喂养时婴儿的眼睛尽量与父母（或喂养者）对视。

## 四、婴儿食物转换

随着生长发育的逐渐成熟，婴儿由出生时的纯乳类进入到向固体食物转换的转乳期。泥状食物是人类生态学发展中不可逾越的食物形态，它不仅提供营养素，并且对儿童功能发育和能力获得有重要的促进作用。

1. 不同喂养方式婴儿的食物转换　培养婴儿在喂养过程中逐渐适应各种食物的味道，增加对其他食物的兴趣感，逐渐由乳类转换为进食固体为主食的过程。

2. 转乳期食物（辅食）　给婴儿引入食物的时间和过程应该适合婴儿的接受能力，并且保证饮食的结构、风味等能够被婴儿接受。一般选择婴儿4~6月龄时引入，首先选择易于吸收，既能满足生长需要、又不易产生过敏的食物；7~8月龄后渐次引入鱼类、蛋类、肉类等动物性食物和豆制品。引入的食物制作以生活中食物为基础，注意质地、营养密度、卫生、制作多样性。添加辅食的原则为：①从少到多。②从单一到多元化。③从细到粗。④从软到硬。⑤注意培养进食技能。

3. 婴儿食物转换易出现的问题　溢乳，辅食添加时间、方法不当，能量及营养素摄入不足，喂养困难，进餐频繁。

# 第三节　蛋白质－能量营养不良

## 一、定义

蛋白质－能量营养不良（protein-energy malnutrition，PEM）是指摄入能量和（或）蛋白质不足导致的营养缺乏性疾病。常伴多种微量营养素缺乏，3岁以内的婴幼儿多见。

## 二、病因

1. 摄入不足。
2. 吸收不良。
3. 消耗及需要量增加。

## 三、临床表现

本病早期表现为活动量减少，精神差，体重生长速度不增，随着症状加重，体重逐渐下降，主要表现为消瘦。皮下脂肪消耗的顺序依次是：腹部、躯干、臀部、四肢，最后是面颊。常并发有营养性贫血、多种维生素缺乏、锌缺乏和低血糖等。

临床可分为消瘦型、水肿型（恶性营养不良）和中间型。

## 四、辅助检查

早期缺乏特异、敏感的诊断指标。

## 五、诊断

根据儿童年龄、喂养史、体重下降程度、皮下脂肪减少、全身各系统功能失调及其他营养素缺乏的临床症状和体征，可诊断。基本测量指标为身长（高）和体重。5 岁以下儿童 PEM 的分型和分度如下：

1. 体重低下　体重在同年龄、同性别参照人群值的均值减 2 个标准差以下可诊断。
2. 生长迟缓　身长在同年龄、同性别参照人群值的均值减 2 个标准差以下可诊断。
3. 消瘦　体重在同性别、同身高参照人群值的均值减 2 个标准差以下可诊断。

## 六、治疗

PEM 的治疗原则是积极处理各种危及生命的并发症，祛除病因，调整饮食，促进消化功能。

1. 调整机体内环境。
2. 纠正维生素及微量元素缺乏。
3. 追赶性生长。
4. 其他。
5. 出院后随访。

## 七、预防

合理喂养，纠正不良饮食习惯；合理安排生活作息，定期监测身长（高）、体重。

# 第四节　儿童单纯性肥胖

## 一、定义

儿童单纯性肥胖（obesity）是由于长期能量摄入超过人体的消耗，使体内脂肪过度积聚、体重超过一定范围的一种营养障碍性疾病。体重超过同性别、同身高参照人群均值的20%即可称为肥胖。儿童单纯性肥胖症在我国呈逐步增多的趋势，对本病的防治应引起社会及家庭的重视。

## 二、病因

单纯性肥胖占肥胖的95%~97%，不伴有明显的内分泌和代谢性疾病，其病因如下。

1. 能量摄入过多。
2. 活动量过少。
3. 遗传因素。
4. 其他。

## 三、临床表现

肥胖可发生于任何年龄，男童多于女童。最常见于婴儿期、5~6岁和青春期。

查体可见皮下脂肪丰满，分布均匀，腹部膨隆下垂；严重肥胖者可因皮下脂肪过多，使胸腹、臀部及大腿皮肤出现皮纹；走路时两下肢负荷过重导致膝外翻和扁平足。女孩胸部脂肪堆积注意与乳房发育鉴别。男孩因大腿内侧和会阴部脂肪堆积，阴茎可隐匿在阴阜脂肪垫中而被误诊为阴茎发育不良。

肥胖儿童性发育常较早，故身高常略低于正常儿童。常有心理上的障碍，如自卑、胆怯、孤独等。

## 四、辅助检查

1. 血生化　三酰甘油、胆固醇大多增高，甚至血清前清蛋白也增高。

2. 内分泌相关检验　有高胰岛素血症，血生长激素水平减低，生长激素刺激试验的峰值也较正常儿童低。

3. 腹部超声检查　肝的超声检查常有脂肪肝。

## 五、诊断

体重超过同性别、同身高参照人群均值的10%~19%者为超重，超过20%以上者可诊断为肥胖症，20%~29%者为轻度肥胖，30%~49%者为中度肥胖，超过50%者为重度肥胖。

体质指数（body mass index，BMI）是评价肥胖的另一种指标。BMI是指体重（kg）/身长的平方（$m^2$）。如BMI值在P85~P97为超重，超过P97为肥胖。

## 六、鉴别诊断

### （一）伴肥胖的遗传性疾病

1. Prader-Willi 综合征。
2. Laurence-Moon-Biedl 综合征。
3. Alstrom 综合征。

**（二）伴肥胖的内分泌疾病**

1. 肥胖生殖无能症。

2. 其他内分泌疾病，如肾上腺皮质增生症、甲状腺功能减退症、生长激素缺乏症等。

## 七、治疗

本病的治疗原则是减少产热能性食物的摄入，增加机体对热能的消耗，使体内脂肪不断减少，逐步降低体重。饮食疗法和运动疗法是两项最主要的措施。药物或外科手术治疗均不宜用于儿童。

## 八、预防

1. 孕妇在妊娠后期要适当减少脂肪类食物的摄入，以防止胎儿体重增加过多。

2. 平衡膳食，加强健康教育，增加运动。

# 第五节　营养性维生素 D 缺乏

## 一、营养性维生素 D 缺乏性佝偻病

**（一）定义**

营养性维生素 D 缺乏性佝偻病（vitamin D deficiency rickets）是由于儿童体内维生素 D 不足导致钙、磷代谢失调，产生的一种以骨骼病变为特征的全身慢性营养性疾病。典型的表现是长骨干骺端生长板和骨基质矿化不全。婴幼儿特别是小婴儿为高危人群，北方患病率高于南方。

**（二）维生素 D 的生理功能与代谢**

1. 维生素 D 的来源　维生素 D 是一组具有生物活性的脂溶性类固醇衍生物，包括维生素 $D_2$ 和维生素 $D_3$，其来源有三个途径：

（1）母体　胎儿的转运：胎儿可通过胎盘从母体获得维生素 D，胎儿体内 25-（OH）$D_3$ 的储存可满足出生后一段时间的生长需要。早期新生儿体内维生素 D 的量与母体维生素 D 的营养状况及胎龄有关。

（2）食物中的维生素 D：天然食物中含维生素 D 很少，母乳中含量也少，谷物、蔬菜、水果不含维生素 D，但配方奶粉和米粉中含有，婴幼儿可从这些强化维生素 D 的食物中充分获取。

（3）皮肤的光照合成：是人类维生素 D 的主要来源，儿童每日户外活动 1～2 h 可满足机体所需，对人体有利的紫外线波不能透过玻璃。

2. 维生素 D 的吸收　食物中的维生素 D 在小肠吸收，皮肤合成的维生素 $D_3$ 直接吸收入血，血液循环中的维生素 D 在体内经两次羟化作用后，才能发挥生物效应。

3. 维生素 D 的生理功能　主要与维生素 D 结合蛋白相结合，对靶细胞发挥其生物效应，从而实现抗佝偻病的生理功能。

4. 维生素 D 代谢的调节

（1）自身反馈作用。

（2）血钙、磷浓度与甲状旁腺、降钙素调节。

**（三）病因**

围生期缺乏；日照不足；维生素D摄入不足；生长速度快，需要增加；食物中补充不足；疾病影响。

**（四）临床表现**

本病多见于婴幼儿，特别是小婴儿，主要表现为生长最快部位的骨骼改变，并可影响肌肉发育及神经兴奋性的改变，因此患儿年龄不同，临床表现不同。

1. 初期（早期） 多见6个月以内，特别是3个月以内小婴儿，多为神经兴奋性增高的表现，如易激惹、烦闹，汗多刺激头皮而摇头等，仅为临床早期诊断的参考依据。

2. 活动期（激期） 临床表现与年龄有关，6月龄以内婴儿的佝偻病表现为颅骨软化，指尖稍用力压迫枕骨或顶骨的后部，可有压乒乓球样的感觉；至7～8个月时，变成“方盒样”头型，佝偻病串珠，腕、足踝部亦可形成钝圆形环状隆起，称手、足镯；1岁左右的患儿形成“鸡胸样”畸形，严重佝偻病患儿胸廓的下缘形成一水平凹陷，即肋膈沟或郝氏沟。患儿开始站立与行走后双下肢负重，可出现股骨、胫骨、腓骨弯曲，形成严重膝内翻（“O”形）或膝外翻（“X”形），可有骨干弯曲畸形或青枝骨折，骨折可无临床症状。

3. 恢复期 以上任何期经治疗或日光照射后，临床症状和体征逐渐减轻或消失。

4. 后遗症期 多见于2岁以后的儿童，因婴幼儿期严重佝偻病，残留不同程度的骨骼畸形，无任何临床症状，血生化正常，X线检查骨骼干骺端病变消失。

**（五）诊断及鉴别诊断**

诊断需依据维生素D缺乏的原因、临床表现、血生化及骨骼X线检查。①确定是否有佝偻病。②明确分期。③是否需要治疗。

1. 与佝偻病体征的鉴别 黏多糖病、软骨营养不良、脑积水。

2. 与佝偻病体征相同而病因不同的鉴别 ①低血磷性抗维生素D佝偻病。②远端肾小管性酸中毒。③维生素D依赖性佝偻病。④肾性佝偻病。⑤肝性佝偻病。

**（六）治疗**

目的在于控制活动期，防止骨骼畸形。治疗方法以口服维生素D为主：一般每日2 000～5 000 U，4～6周后改为预防量每日400 U。同时补充钙剂。

此外，应注意加强营养，保证足够奶量，及时添加转乳期食品，坚持每日户外活动。

**（七）预防**

本病是自限性疾病，只要婴幼儿有足够的户外活动时间，即可以自愈。

1. 围生期 孕母应多户外活动，摄入富含钙、磷、维生素D以及其他营养素的食物，妊娠后期适量补充维生素D（每日800 U）。

2. 婴幼儿期 关键在于日光浴与适量维生素D的补充。出生后1个月可让婴儿逐渐坚持户外活动，冬季也要尽量保证每日1～2 h的户外活动时间。

3. 新生儿期 早产儿、低出生体重儿、双胎儿于出生后1周即开始补充维生素D 800 U/d，3个月后改为预防量；足月儿于出生后2周开始补充维生素D 400 U/d，均补充至2岁。夏季阳光充足，在保证足够时间的户外活动时，可暂停或减量服用维生素D。

在乳类摄入不足或营养欠佳时，可适当补充微量营养素和钙剂。

## 二、营养性维生素 D 缺乏性手足搐搦症

### （一）定义

维生素 D 缺乏性手足搐搦症（tetany of vitamin D deficiency）是维生素 D 缺乏性佝偻病的伴发症状之一，多见于 6 个月以内的小婴儿。

### （二）病因

维生素 D 缺乏。

### （三）临床表现

本病表现为惊厥、喉痉挛和手足搐搦，伴有程度不等的活动期佝偻病的表现。

1. 隐匿型　血清钙多在 1.75 ~ 1.88 mmol/L，无典型发作的症状，可通过刺激神经肌肉而引出体征：①面神经征。②腓反射。③陶瑟征。

2. 典型发作　血清钙低于 1.75 mmol/L 时，可出现惊厥、手足抽搐、喉痉挛，以无热惊厥最为常见。

### （四）辅助检查

血生化检查，四肢长骨 X 线片有助诊断。

### （五）诊断

反复发作无热惊厥，发作后神志清醒，无神经系统体征，存在佝偻病症状。实验室检测总血钙 < 1.75 mmol/L，离子钙 < 1.0 mmol/L，可诊断本病。

### （六）鉴别诊断

1. 其他无热惊厥性疾病　低血糖症、低镁血症、婴儿痉挛症、原发性甲状旁腺功能减退等。

2. 中枢神经系统感染　脑膜炎、脑炎、脑脓肿等大多伴有发热和感染中毒症状，精神委靡，食欲差等；有颅内压增高体征及脑脊液改变。

3. 急性喉炎　大多伴有上呼吸道感染症状，也可突然发作，声音嘶哑伴犬吠样咳嗽及吸气困难，无低血钙症状，钙剂治疗无效。

### （七）治疗

1. 急救处理

（1）氧气吸入：如存在喉痉挛须立即将舌头拉出口外，并进行口对口人工呼吸或加压给氧，必要时气管插管保证气道通畅。

（2）迅速控制惊厥或喉痉挛：10% 水合氯醛，40 ~ 50 mg/kg，地西泮 0.1 ~ 0.3 mg/kg。

2. 钙剂治疗　口服或静脉补充钙剂，快速提高血钙浓度。

3. 维生素 D 治疗。

（袁明晏）

# 第五章　新生儿与新生儿疾病

## 第一节　概　　论

### 一、定义

新生儿（neonate，newborn）是指从出生脐带结扎至出生后28天以内的婴儿。

围生期（perinatal period）是指出生前后的一个特定时期。我国将它定义为从妊娠28周至出生后7天。

### 二、分类

1. 根据胎龄分类　①足月儿（full term infant）：指胎龄满37周但不满42周出生的新生儿；②早产儿（preterm infant）：指胎龄满28周但不满37周出生的新生儿；③过期产儿（post term infant）：指胎龄≥42周出生的新生儿。

2. 根据出生体重分类　①低出生体重儿（low birth weight，LBW）：出生体重不足2 500 g者，其中出生体重不足1 500 g称极低出生体重儿，出生体重不足1 000 g称超低出生体重儿；②正常出生体重儿（normal birth weight）：出生体重在2 500～4 000 g之间的新生儿；③巨大儿（macrosomia）：出生体重超过4 000 g的新生儿。

3. 根据出生体重和胎龄的关系分类　①小于胎龄儿：出生体重在同胎龄儿平均体重的第10百分位以下的婴儿；②适于胎龄儿：出生体重在同胎龄儿平均体重的第10至90百分位之间的婴儿；③大于胎龄儿：出生体重在同胎龄儿平均体重的第90百分位以上的婴儿。

4. 根据出生后周龄分类　①早期新生儿：指出生后1周以内的新生儿，其发病率和死亡率在整个新生儿期最高，需加强监护和护理；②晚期新生儿：指出生第2周至第4周的新生儿。

5. 高危儿（high risk infant）是指可能发生或已经发生危重疾病，需要监护的新生儿。常见的有：①母亲疾病史：母亲有感染、慢性心肺疾患、糖尿病、吸烟、吸毒或酗酒史，以往有死胎、死产或性传播病史，母亲为Rh阴性血型等；②母孕史：母亲年龄＞40岁或＜16岁，妊娠期有妊娠高血压、先兆子痫、子痫、羊膜早破、阴道出血、胎盘早剥、前置胎盘等；③分娩史：产程延长、难产、手术产、急产，分娩过程中有镇静和止痛药物使用史等；④新生儿：早产儿、小于胎龄儿、巨大儿、窒息、多胎儿、宫内感染和先天畸形等。

## 第二节　正常足月儿与早产儿的特点

正常足月儿是指胎龄在≥37 周、<42 周之间，出生体重≥2 500 g 而<4 000 g，无畸形、无疾病的活产婴儿。

早产儿亦称未成熟儿，母亲妊娠期过度劳累、感染、吸烟、酗酒、吸毒、外伤、生殖器畸形及多胎等因素是引起早产的原因。此外，还与种族和遗传因素相关。

### 一、正常足月儿和早产儿外观特点

1. 足月儿　皮肤红润，皮下脂肪丰满，毳毛少；头部占全身比例的 1/4，头发清楚，耳郭软骨发育好，耳周成型、直挺；乳腺结节 > 4 mm；男婴睾丸已降至阴囊，阴囊皱纹多，女婴大阴唇遮盖小阴唇；指（趾）甲达到或超过指（趾）端；跖纹、足纹遍及整个足底。

2. 早产儿　皮肤绛红、水肿、毳毛多；头部占全身比例的 1/3，头发细而乱，耳郭软，缺乏软骨，耳周不清；乳腺结节 < 4 mm；男婴睾丸未降或未全降，女婴大阴唇不能遮盖小阴唇；指（趾）甲未达到指（趾）端；足底纹理少。

### 二、新生儿预防接种及筛查

1. 预防接种　①卡介苗：出生后 3 天接种；②乙肝疫苗：出生后第 1 天、1 个月、6 个月接种。母亲为乙型肝炎（简称乙肝）病毒携带者或乙肝患者，出生后应立即肌内注射乙肝疫苗同时行乙肝免疫球蛋白干预。

2. 新生儿筛查　常规开展先天性甲状腺功能减退（简称甲减）、葡萄糖 -6- 磷酸脱氢酶（G-6-PD）缺乏症、苯丙酮尿症、先天性肾上腺皮质增生症筛查。

## 第三节　新生儿窒息与复苏

### 一、定义

新生儿窒息（asphyxia of newborn）是指新生儿出生后无自主呼吸或呼吸抑制导致低氧血症和混合性酸中毒。

### 二、病因

窒息的本质是缺氧，凡是影响胎盘或肺气体交换的因素均可引起窒息。

### 三、临床表现

1. 胎儿宫内窒息　早期有胎动增多，晚期则胎动减少甚至消失，羊水被胎粪污染。

2. 新生儿窒息诊断和分度　见表 5-1。Apgar 评分 0 ～ 3 分为重度窒息，4 ~ 7分为轻度窒息，8 ~ 10分为无窒息。

表 5-1　新生儿 Apgar 评分标准

| 观察项目 | 0 分 | 1 分 | 2 分 |
|---|---|---|---|
| 心率（次 /min） | 无 | < 100 | ≥100 |
| 呼吸 | 无 | 微弱，不规则 | 规则，哭声响 |
| 肌张力 | 松弛 | 四肢略屈曲 | 四肢活动好 |
| 对刺激反应 | 无反应 | 有反应，如皱眉 | 咳嗽，哭声响 |
| 皮肤颜色 | 全身青紫或苍白 | 四肢紫，躯体红 | 全身红 |

3. 并发症　①中枢神经系统：颅内出血和缺氧缺血性脑病；②呼吸系统：羊水或胎粪吸入综合征、持续性肺动脉高压及肺出血等；③心血管系统：缺氧缺血性心肌损害，表现为心律失常、心力衰竭、心源性休克等；④泌尿系统：肾静脉血栓形成、肾功能不全、肾衰竭等；⑤代谢方面：低血糖或高血糖、低钙及低钠血症等；⑥消化系统：应激性溃疡、坏死性小肠结肠炎、黄疸加重或时间延长等。

## 四、辅助检查

1. 羊膜镜检查了解羊水胎粪污染程度，或胎头露出子宫口时取头皮血进行血气分析检查，以评估宫内缺氧程度。

2. 出生后检测动脉血气、血糖、电解质、血尿素氮和肌酐等生化指标。

## 五、治疗

1. 有效的窒息复苏　采用国际公认的 ABCDE 复苏方案。

（1）A（airway）清理呼吸道。

（2）B（breathing）建立呼吸。

（3）C（circulation）维持正常循环。

（4）D（drugs）药物治疗。

（5）E（evaluation）评估。

2. 复苏步骤和程序　详见图 5-1。

3. 复苏后监护与转运　复苏后仍需监测体温、呼吸、心率、血压、尿量、肤色以及窒息引起的多器官损伤。若并发症严重，需转运到 NICU 治疗，转运过程中需注意保温、监护生命指征。

# 第四节　新生儿缺氧缺血性脑病

## 一、定义

缺氧缺血性脑病（hypoxic-ischemic encephalopathy，HIE）是指各种围生期窒息因素引起的大脑部分或完全缺氧，脑血流减少或暂停而引起胎儿或新生儿脑损伤。

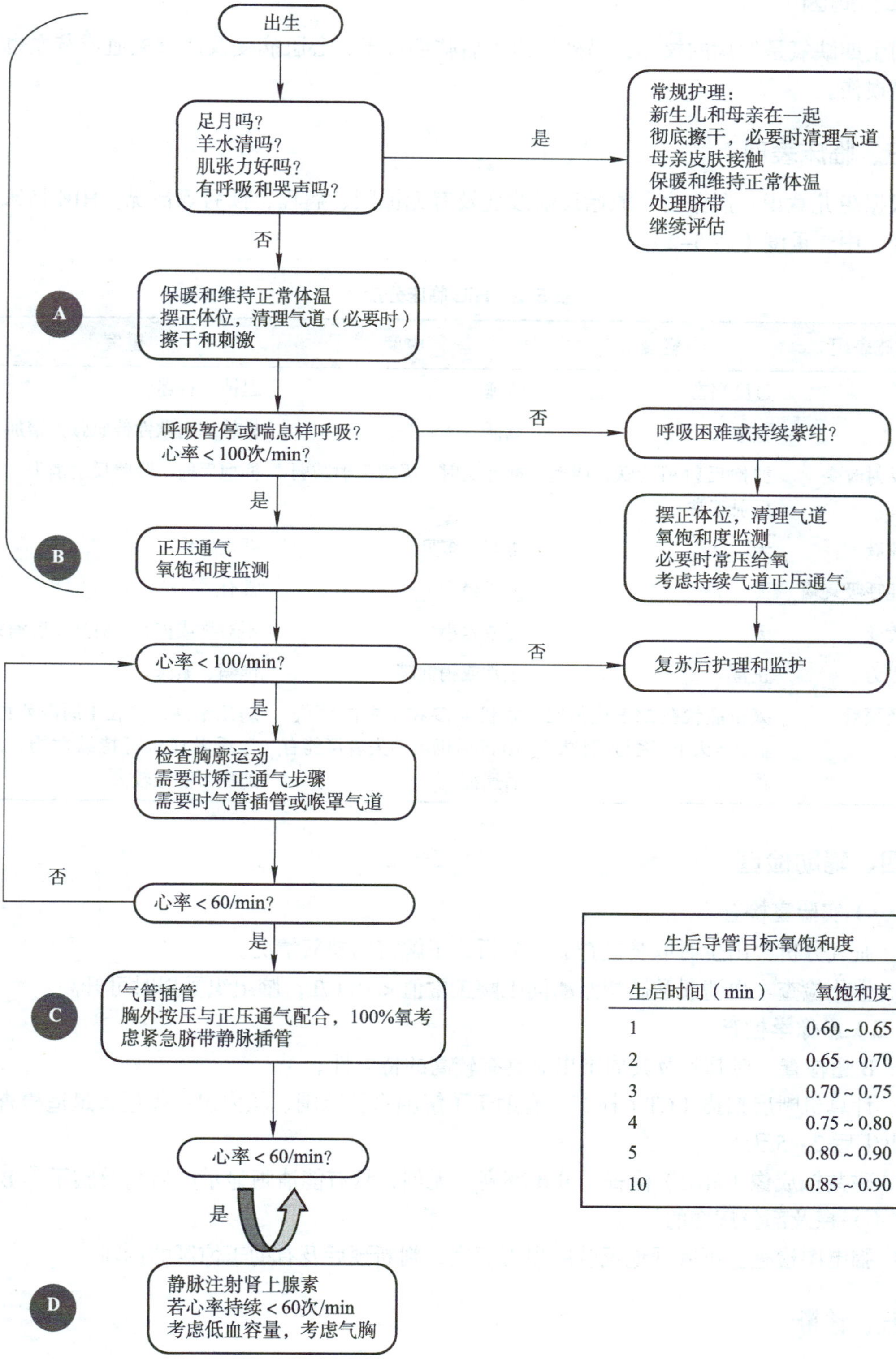


生后导管目标氧饱和度

| 生后时间（min） | 氧饱和度 |
|---|---|
| 1 | 0.60～0.65 |
| 2 | 0.65～0.70 |
| 3 | 0.70～0.75 |
| 4 | 0.75～0.80 |
| 5 | 0.80～0.90 |
| 10 | 0.85～0.90 |

**图 5–1　新生儿复苏流程图**

## 二、病因

围生期缺氧是发病的核心，另外，出生后肺部疾患、心脏病变及严重失血或贫血也可引起脑损伤。

## 三、临床表现

根据患儿意识、肌张力、原始反射改变及有无惊厥、病程、预后等情况，HIE 临床上分为轻、中、重度（表 5–2）。

表 5–2　HIE 临床分度

| 临床表现 | 轻度 | 中度 | 重度 |
| --- | --- | --- | --- |
| 意识 | 过度兴奋 | 嗜睡 | 迟钝、昏迷 |
| 肌张力 | 正常 | 减低 | 松软或间歇性伸肌张力增加 |
| 原始反射改变 | 拥抱反射稍活跃，吸吮反射正常 | 拥抱反射、吸吮反射减弱 | 拥抱反射、吸吮反射消失 |
| 有无惊厥 | 无 | 常有，多见 | 频繁发作 |
| 中枢性呼吸衰竭 | 无 | 无或轻 | 常有 |
| 瞳孔改变 | 无 | 无或缩小 | 不对称或扩大，对光反射消失 |
| 前囟张力 | 正常 | 正常或稍饱满 | 饱满、紧张 |
| 病程及预后 | 兴奋症状在 24 h 内最明显，3 天内逐渐消失，预后好 | 症状大多在 1 周内消失，10 天后仍不消失者可能有后遗症 | 病死率高，多在 1 周内死亡，存活者症状可持续数周，后遗症可能性较大 |

## 四、辅助检查

### （一）实验室检查

1. 血气分析　出生时取脐血查血气分析，了解宫内缺氧情况。

2. 生化检查　血清肌酸磷酸激酶同工酶正常值 < 10 U/L，脑组织受损时可升高。

### （二）影像学检查

1. B 超检查　对脑室及其周围出血具有较高的特异性。

2. 计算机断层扫描（CT）检查　有助于了解脑水肿范围、颅内出血类型，最适检查时间为出生后 2 ~ 5 天。

3. 磁共振成像（MRI）检查　分辨率高、无创，具有能清晰显示颅后窝及脑干等 B 超和 CT 不易探及部位病变的特点。

4. 脑电图检查　可客观地反映脑损害程度、判断预后及有助于惊厥的诊断。

## 五、诊断

主要根据围生期窒息史和神经系统表现，结合影像学检查可做出诊断。

## 六、鉴别诊断

应与先天性病毒感染、遗传代谢性疾病及寄生虫感染等疾病引起的神经系统疾病鉴别。

## 七、治疗

1. 支持疗法

（1）维持良好的通气氧合功能是支持治疗的中心。

（2）维持全身良好的血液灌注是支持疗法的关键。

（3）维持血糖在正常高值，以保持神经细胞代谢所需能源。

2. 控制惊厥　首选苯巴比妥，肝功能不良者改用苯妥英钠；顽固性抽搐者加用地西泮。

3. 治疗脑水肿　避免输液过量是预防和治疗脑水肿的基础，一般不主张使用糖皮质激素。

4. 其他　如亚低温、硫酸镁和神经营养因子等。

# 第五节　新生儿颅内出血

## 一、定义

新生儿颅内出血（intracranial hemorrhage of the newborn）是新生儿期最严重的脑损伤，早产儿多见，病死率高，存活者常遗留有神经系统后遗症。

## 二、病因

1. 早产　胎龄32周以下的早产儿，较易引起颅内出血。

2. 缺血缺氧　一切可以引起胎儿或新生儿缺氧、缺血的因素都可以导致颅内出血。

3. 外伤　主要为产伤所致。

4. 其他　新生儿肝功能发育不成熟，可致凝血因子不足或患其他出血性疾病；出生后不当用药；母亲患有原发性血小板减少性紫癜或妊娠期用药不当。

## 三、临床表现

本病的临床表现主要与出血部位和出血量有关，大量出血者可在短期内死亡。常见的症状及体征有：

1. 神志改变　激惹、嗜睡或昏迷。

2. 颅内压增高　前囟隆起，抽搐，角弓反张，脑性尖叫，血压增高。

3. 眼征　眼球震颤、凝视、斜视等。

4. 瞳孔对光反射　消失。

5. 肌张力　增高、减弱或消失。

6. 呼吸改变　增快或减慢，不规则或暂停。

7. 其他　不明原因的苍白、贫血和黄疸。

## 四、辅助检查

1. 头颅 B 超对颅脑中心部位病变分辨率高，对脑室周围 – 脑室内出血应列为首选。

2. 蛛网膜下隙、后颅窝和硬膜外等部位出血不易发现，需 CT、MRI 确诊。

## 五、诊断

病史、症状和体征可提供诊断线索，需头颅 B 超、CT、MRI 以确诊。

## 六、治疗

1. 支持疗法　保持患儿安静，保持呼吸道通畅，注意体液平衡，维持血压在正常范围，保证能量供给。

2. 止血　可选择使用维生素 $K_1$、酚磺、乙胺（止血敏）、注射用血凝酶（立止血）等，必要时输血。

3. 控制惊厥　首选苯巴比妥。

4. 降低颅内压　如有颅内压力增高症状可用呋塞米。

5. 脑积水　乙酰唑胺可减少脑脊液的产生。

# 第六节　新生儿呼吸系统疾病

## 一、新生儿呼吸窘迫综合征

### （一）定义

新生儿呼吸窘迫综合征（neonatal respiratory distress syndrome，NRDS）又称肺透明膜病。由于缺乏肺表面活性物质（pulmonary surfactant，PS），致使出生后不久出现进行性加重的呼吸窘迫和呼吸衰竭。

### （二）病因

由于 PS 不足或缺乏，肺泡表面张力增加，呼气末功能残气量（FRC）明显减少，肺泡萎陷，肺顺应性降低。

### （三）临床表现

1. 出生时多正常，出生后 2 ~ 6 h（严重者出生后即刻）出现呼吸窘迫，呼吸窘迫呈进行性加重是本病特点。

2. 严重时呼吸浅表，呼吸节律不整、呼吸暂停及四肢松弛。

3. 一般出生后第 2、3 天病情严重，由于 3 天后 PS 的合成和分泌自然增加，4 ~ 5 天达正常水平，故 3 天后病情将明显好转。

### （四）辅助检查

1. 实验室检查　泡沫试验。

2. X 线检查　胸片表现较特异，对 NRDS 的诊断非常重要。①毛玻璃样改变。②支气管充气征（air bronchogram）。③白肺（white lung）。动态拍摄 X 线胸片有助于诊断及治疗效果的评估。

3. 彩色多普勒超声检查　可确诊新生儿持续肺动脉高压（PPHN）和动脉导管开放。

**（五）诊断**

典型的临床表现和胸部X线检查不难确诊。

**（六）治疗**

本病治疗目的是保证通气换气功能正常，待自身PS产生增加，NRDS得以恢复。PS使用及机械通气是治疗的重要手段。

1. 一般治疗　①保温。②监测体温、呼吸、心率、血压和血气。③保证液体及营养供应。④纠正酸中毒。⑤抗生素，根据病原菌（细菌培养和药物敏感试验）应用相应抗生素治疗。

2. 氧疗和辅助通气

（1）根据发绀程度选用鼻导管、面罩或头罩吸氧。

（2）持续气道正压通气（continuous positive airway pressure，CPAP）及常频机械通气。

3. PS替代疗法　可明显降低NRDS病死率及气胸的发生率，同时可改善肺顺应性及通换气功能，降低呼吸机参数。

## 二、新生儿感染性肺炎

**（一）病因**

1. 宫内感染性肺炎（又称先天性肺炎）　主要的病原体为病毒。

2. 分娩过程中感染性肺炎　常见病原体为大肠埃希菌、肺炎链球菌、克雷伯菌、李斯特菌和B组溶血性链球菌等，也有病毒、支原体。

3. 出生后感染性肺炎　①呼吸道途径。②血行感染。③医源性途径。病原体以金黄色葡萄球菌、大肠埃希菌多见。

**（二）临床表现**

1. 宫内感染性肺炎　出生时常有窒息病史，复苏后可有气促、呻吟、呼吸困难，体温不稳定，反应差等症状；血行感染患儿常缺乏肺部体征，而表现为黄疸、肝脾大和脑膜炎等多系统受累。病毒感染者出生后数月进展为慢性肺炎。

2. 分娩过程中感染性肺炎　一般在出生后数日至数周后发病，细菌性感染多在出生后3～5 h发病，Ⅱ型疱疹病毒感染多在出生后5～10天发病，而衣原体感染潜伏期则长达3～12周。

3. 产后感染性肺炎　表现为发热或体温不升、气促、鼻翼扇动、发绀、吐沫、三凹征象。呼吸道合胞病毒性肺炎可表现为喘息，肺部听诊可闻及哮鸣音。

**（三）辅助检查**

行胸部X线检查，出生后第2天或第3天胸片才出现明显改变，多为支气管肺炎征象，呈点状或斑片状渗出影，部分病例可伴肺气肿。

**（四）治疗**

1. 呼吸道管理　雾化、清理呼吸道，保持呼吸道通畅。

2. 氧疗和辅助通气　有低氧血症时可用鼻导管、面罩、头罩或鼻塞CPAP给氧，呼吸衰竭时可行机械通气。

3. 抗病原体治疗　细菌性肺炎者可参照败血症选用抗生素，李斯特菌肺炎可用氨苄西林，衣原体肺炎首选红霉素，单纯疱疹病毒性肺炎可用阿昔洛韦，巨细胞病毒性肺炎可用更昔洛韦。

4. 支持疗法　纠正循环障碍和水、电解质及酸碱平衡失调。

## 三、胎粪吸入综合征

**（一）定义**

胎粪吸入综合征（meconium aspiration syndrome，MAS）是指胎儿在宫内或产时吸入混有胎粪的羊水，导致呼吸道和肺泡机械性阻塞和化学性炎症，出生后出现以呼吸窘迫为主，同时伴有其他脏器受损的一组综合征，多见于足月儿或过期产儿。

**（二）病因**

1. 胎粪的排出和吸入。

2. 不均匀气道通气。

3. 化学性炎症。

4. 新生儿持续肺动脉高压（persistent pulmonary hypertension of newborn，PPHN）。

**（三）临床表现**

1. 羊水表现　羊水中混有胎粪。

2. 呼吸系统表现　出生后数小时出现呼吸急促（＞60 次 /min）、发绀、鼻翼扇动和吸气性三凹征等呼吸窘迫的表现，可出现呼气性呻吟。如患儿呼吸窘迫突然加重和一侧呼吸音明显减弱，应怀疑发生气胸。

3. PPHN 表现　严重 MAS 常伴有 PPHN。主要表现为严重发绀，其特点为：吸氧浓度＞60%，发绀仍不缓解；哭闹、躁动或哺乳时发绀加重；发绀程度与肺部体征不平行（发绀重，肺部体征轻）。胸骨左缘第 2 肋间可闻及收缩期杂音。严重患者可出现休克和心力衰竭。

4. 严重 MAS 可并发 HIE、红细胞增多症、低血糖、低钙血症、多器官功能障碍及肺出血等。

**（四）辅助检查**

1. 实验室检查　血常规、血糖、血钙和相应血生化检查，气管吸引物培养及血培养，血气分析可出现 $PaO_2$ 降低、$PaCO_2$ 增高及酸中毒等。

2. X 线检查　两肺透亮度增强伴有节段性或小叶肺不张，也可仅有弥漫性浸润影或并发纵隔气肿及气胸等。

3. 心脏彩色多普勒超声检查　可确定分流水平及方向，有助于 PPHN 诊断。

**（五）治疗**

1. 清理呼吸道　经气管插管吸引胎粪。

2. 对症治疗　①氧疗；②纠正酸中毒；③维持正常循环；④机械通气；⑤限制液体入量；⑥抗生素，有继发细菌感染者，针对病原菌使用抗生素；⑦肺表面活性物质；⑧气胸治疗，应紧急胸腔穿刺抽气或胸腔闭式引流；⑨其他，如注意保温、满足热量需要、维持血糖和血钙正常等。

3. PPHN 治疗　①病因治疗；②碱化血液，静脉应用碳酸氢钠；③血管扩张剂；④一氧化氮吸入。

# 第七节 新生儿寒冷损伤综合征

## 一、定义

新生儿寒冷损伤综合征（neonatal cold injury syndrome）简称新生儿冷伤，亦称新生儿硬肿症（scleredema neonatorum），是由于寒冷和（或）多种疾病所致，主要表现为低体温和皮肤硬肿，重症可发生多器官功能损害。早产儿多见。

## 二、病因

1. 早产儿和保温不足。
2. 某些疾病 严重感染、缺氧、心力衰竭、休克等。
3. 多器官功能损害。

## 三、临床表现

本病主要发生在寒冷季节或严重感染时。多于出生后 1 周内发病。低体温及皮肤硬肿是本病的主要临床表现。

1. 一般表现 反应低下，哭声低弱或不哭，活动减少，吮乳差或拒乳，心率减慢，也可出现呼吸暂停等。

2. 低体温 指体温 < 35℃。30 ~ 35℃为轻度，重度 < 30℃。

3. 皮肤硬肿 常呈对称分布，发生顺序依次为：下肢→臀部→面颊→上肢→全身。严重硬肿可妨碍关节活动，胸部受累可导致呼吸困难。

4. 多器官功能损害 重症可出现休克、弥散性血管内凝血（DIC）、急性肾衰竭和肺出血等多器官衰竭。

## 四、辅助检查

根据病情需要，检测血常规、动脉血气和血生化、DIC 筛查试验。必要时可做心电图及 X 线胸片等。

## 五、诊断

有保温不足或患有可诱发本病的疾病，出现体温降低和皮肤硬肿即可诊断。

## 六、鉴别诊断

应与新生儿水肿和新生儿皮下坏疽相鉴别。

## 七、治疗

1. 复温。
2. 热量和液体补充。
3. 控制感染。

4. 纠正器官功能紊乱。

## 第八节　新生儿黄疸

### 一、定义

新生儿血中胆红素超过 5 ~ 7 mg/dL 可出现肉眼可见的黄疸。部分高未结合胆红素血症可引起胆红素脑病（核黄疸），严重者病死率高，存活者多留有后遗症。

### 二、分类

1. 生理性黄疸（physiological jaundice）。
2. 病理性黄疸（pathologic jaundice）。

### 三、病因

1. 感染性

（1）新生儿肝炎。

（2）新生儿败血症。

（3）其他，如尿路感染、先天性疟疾等。

2. 非感染性

（1）新生儿溶血症，如 ABO 血型不合性溶血、Rh 血型不合性溶血等。

（2）先天性胆道畸形。

（3）母乳性黄疸。

（4）遗传性疾病，如红细胞葡萄糖 -6- 磷酸脱氢酶缺乏症。

（5）药物性黄疸，如维生素 $K_3$、维生素 $K_4$、新生霉素等。

### 四、治疗

详见“第九节　新生儿溶血病”。

## 第九节　新生儿溶血病

### 一、定义

新生儿溶血病系指母婴血型不合引起的同族免疫性溶血。

### 二、病因

1. ABO 溶血病　主要发生在母亲 O 型，而胎儿是 A 型或者 B 型。

2. Rh 溶血病　发生于母亲血型为 Rh 阴性，胎儿为 Rh 阳性的情况。Rh 溶血病一般不会出现在第 1 胎、未输过血的母亲。

## 三、临床表现

Rh 溶血病症状较 ABO 溶血病者重。

1. 黄疸　黄疸出现早，进展快，程度重。

2. 贫血　重症 Rh 溶血生后即可能有严重贫血或伴心力衰竭。

3. 肝脾大　Rh 溶血病患儿多有不同程度的肝脾增大，ABO 溶血病很少发生。

## 四、辅助检查

1. 血型检查　检查母子 ABO 和 Rh 血型。

2. 溶血检查　溶血时红细胞和血红蛋白减少。

3. 抗体检查　致敏红细胞和血型抗体测定。

## 五、诊断

1. 产前诊断　既往所生新生儿有重度黄疸和贫血或有死胎史的孕妇及其丈夫均应进行 ABO 和 Rh 血型检查。

2. 出生后诊断　根据母子血型不合，新生儿早期出现黄疸，改良 Coombs 或抗体释放试验阳性即可确诊。

## 六、并发症

胆红素脑病是新生儿溶血病最严重的并发症，早产儿更易发生。多于出生后 4～7 天出现症状，临床上分为 4 期。

1. 警告期　表现为吮吸无力、嗜睡、反应低下、拥抱反射减弱、肌张力减低等，偶伴有尖叫和呕吐。持续 12～24 h。

2. 痉挛期　出现抽搐、发热、角弓反张。

3. 恢复期　吃奶及反应好转，抽搐次数减少，肌张力逐渐恢复，角弓反张逐渐消失，此期约持续 2 周。

4. 后遗症期　表现为核黄疸四联症：①手足徐动。②眼球运动障碍。③听觉障碍。④牙釉质发育不良。

## 七、治疗

### （一）产前治疗

1. 血浆置换。

2. 宫内输血。

3. 酶诱导剂。

4. 提前分娩。

### （二）新生儿治疗

1. 光照疗法（photo therapy）。

2. 药物治疗

（1）白蛋白。

（2）纠正代谢性酸中毒。

（3）肝酶诱导剂，常用苯巴比妥。

（4）静脉用免疫球蛋白。

3. 换血疗法。

4. 其他治疗 积极防治低血糖、低体温，纠正缺氧、贫血、水肿和心力衰竭等。

# 第十节 新生儿感染性疾病

## 一、新生儿败血症

### （一）定义

新生儿败血症（neonatal septicemia）是指病原体侵入新生儿血液循环，并在血液中生长、繁殖、产生毒素而引起的全身性反应。常见的病原体为细菌，也可为病毒、真菌或原虫等。

### （二）病因

1. 病原菌 我国以葡萄球菌最多见，其次为大肠埃希菌等革兰阴性杆菌。

2. 感染途径

（1）出生前感染：胎儿吸入被污染的羊水或孕妇感染了某些病毒、细菌或原虫等病原微生物后，通过血行传播给胎儿。

（2）出生时感染：胎膜早破、产程延长、分娩时消毒不严或经阴道采胎儿头皮血、产钳助产损伤等均可使胎儿感染。

（3）出生后感染：最常见，病原体可通过脐部、皮肤黏膜破损处、呼吸道、消化道等入侵。

3. 易感因素

（1）非特异性免疫功能：屏障功能差。

（2）特异性免疫功能：新生儿体内IgG主要来自母体，IgM和IgA不能通过胎盘，对革兰阴性菌易感。

### （三）临床表现

本病早期症状、体征常不典型，一般表现为发热或体温不升、反应差、嗜睡、不吃、不哭、不动等症状。出现以下症状时要高度考虑败血症：①黄疸。②肝脾大。③出血倾向。④休克。⑤可合并脑膜炎、肺炎、坏死性小肠结肠炎、化脓性关节炎和骨髓炎等。

本病按发病时间分早发型和晚发型。

（1）早发型

1）出生后7天内发病。

2）发生在出生前或出生时的感染，与围生因素相关，常由母亲垂直传播引起，病原菌多以大肠埃希菌等革兰阴性杆菌为主。

3）常呈暴发性多器官受累，病死率高。

（2）晚发型

1）出生7天以后起病。

2）感染发生在出生时或出生后，由水平传播引起，病原菌以葡萄球菌、机会致病菌为主。

3）常有脐炎、肺炎或脑膜炎等局灶性感染。

**（四）辅助检查**

1. 外周血象 白细胞总数可高可低，中性粒细胞比例增高，可见中毒颗粒，血小板减少。

2. 病原学检查 血培养、脑脊液、尿培养，可酌情行胃液、外耳道分泌物、咽拭子、皮肤拭子、脐残端、肺泡灌洗液（气管插管患儿）等细菌培养。

3. 血生化检查 C反应蛋白、血清降钙素原明显增高。

**（五）诊断**

具有上述临床表现，且血培养出致病菌可诊断。

**（六）治疗**

1. 抗生素治疗 用药原则：①早用药。②静脉、联合给药。③疗程足。血培养阴性，经抗生素治疗后病情好转时应继续治疗5～7天；血培养阳性，疗程至少需10～14天；有并发症者应治疗3周以上。④注意药物的毒副作用。

2. 处理严重并发症 ①抗休克治疗。②清除感染灶。③纠正酸中毒和低氧血症。④减轻脑水肿。

3. 支持疗法 注意保温，供给足够热量和液体，维持血糖和血电解质在正常水平。

4. 免疫疗法 ①静脉注射免疫球蛋白，中和毒素、调节免疫。②重症患儿可行交换输血。③中性粒细胞明显减少者可输粒细胞。④血小板减低者输血小板。

## 二、新生儿破伤风

**（一）定义**

新生儿破伤风指破伤风梭状杆菌由脐部侵入、并产生痉挛毒素所引起的以牙关紧闭和全身肌肉强直性痉挛为主要表现的急性感染性疾病。

**（二）病因**

破伤风梭状杆菌由脐部侵入、并产生痉挛毒素所引起。

**（三）临床表现**

1. 潜伏期3～14天，大多为4～7天，此期愈短，病情愈重，病死率愈高。

2. 早期以哭闹、口张不大、吃奶困难为主要症状。随后发展为牙关紧闭、口角上牵、面肌紧张，呈“苦笑”面容，同时伴有阵发性双拳紧握，上肢过度屈曲，下肢伸直，呈现角弓反张状。

3. 呼吸肌和喉肌痉挛时可引起青紫、窒息。痉挛发作时患儿神志清楚为本病的特点，任何轻微刺激均可诱发痉挛发作。

4. 经合理治疗后，1～4周痉挛逐渐减轻，发作间隔时间延长，能吃奶，完全恢复需2～3个月。

5. 病程中常常并发肺炎和败血症。

**（四）治疗**

1. 护理 将患儿安置于避光、安静的环境，尽量减少刺激以减少痉挛发作。痉挛期应暂禁食，加强静脉营养。注意脐部护理。

2. 破伤风抗毒素 中和游离破伤风毒素。

3. 止痉药 首选地西泮（安定），也可使用苯巴比妥钠及10%水合氯醛。

4. 抗生素 青霉素或头孢菌素、甲硝唑，静脉滴注，7～10天，可杀灭破伤风杆菌。

## 三、新生儿巨细胞病毒感染

### （一）病因

巨细胞病毒感染由人类巨细胞病毒引起。多为宫内感染。

### （二）临床表现

1. 先天性感染（宫内感染） 常见的临床症状有早产、宫内发育迟缓、黄疸、肝脾大、肝功能损害、皮肤瘀斑、血小板减少、贫血、脉络膜视网膜炎、脑钙化、腹股沟疝等。常见的后遗症有智力低下、运动障碍、癫痫、牙釉质钙化不全，尤为突出的是感觉神经性耳聋，多在1岁左右出现，并呈进行性加重。

2. 围生期感染 多数无症状，新生儿期主要表现为肝炎和间质性肺炎，足月儿呈自限性经过，预后良好。

### （三）辅助检查

1. 病毒检查。

2. 血清抗体检测。

### （四）治疗

更昔洛韦有一定疗效，疗程6周。

## 四、先天性弓形虫感染

### （一）病因

弓形虫病由刚地弓形虫引起，多经胎盘传播而导致胎儿先天性弓形虫感染。

### （二）临床表现

中枢神经系统受损和眼症状最突出，脑积水、脑钙化灶和脉络膜视网膜炎是先天性弓形虫病常见的三联症。未治疗患儿于出生后数周或数月逐渐出现症状。主要表现为：

1. 全身症状 早产、宫内生长迟缓、肝脾大、黄疸、皮肤紫癜、皮疹、发热或体温不稳、淋巴结肿大、肺炎、心肌炎、肾炎等。

2. 中枢神经系统病变 可出现脑膜脑炎的症状和体征，如前囟隆起、抽搐、昏迷、角弓反张等。脑积水有时是先天性弓形虫感染的唯一表现。

3. 眼部病变 脉络膜视网膜炎最为常见。

4. 后遗症 幸存者大部分遗留中枢神经系统后遗症，如惊厥、智力发育迟缓、脑性瘫痪、视力障碍等。

### （三）辅助检查

1. ELISA检测血清弓形虫IgG、IgM。

2. 取血或体液直接涂片找病原体。

3. 易感动物（鼠、兔）接种或组织细胞培养分离病原体。

4. PCR检测弓形虫DNA。

（四）治疗

1. 磺胺嘧啶。

2. 乙胺嘧啶，1个疗程4～6周，用3～4个疗程，每个疗程间隔1个月。磺胺嘧啶与乙胺嘧啶合用至1岁。

3. 螺旋霉素。

## 五、先天性梅毒

（一）定义

先天性梅毒是指梅毒螺旋体由母体经过胎盘进入胎儿血液循环所引发的感染。

（二）临床表现

1. 肝脾大　可伴梅毒性肝炎，出现肝功能异常、黄疸，可持续数月至半年之久。

2. 皮肤黏膜损害　表现为鼻塞，当鼻黏膜溃疡累及鼻软骨时可形成“鞍鼻”，累及喉部引起声音嘶哑。

3. 骨损害　X线表现为骨、软骨骨膜炎改变，上肢最易受累，以单侧为主。

4. 全身淋巴结肿大　见于50%的患儿，滑车上淋巴结肿大（无触痛）有诊断价值。

5. 血液系统病变　表现为贫血（Coombs试验阴性的溶血性贫血）、白细胞减少或增多、血小板减少。

6. 其他　多在出生后3～6个月时出现神经系统受累症状，出生后2～3个月时尚可见以肾小球病变为主的肾损伤等。

（三）辅助检查

1. 取羊水、胎盘、皮损等易感染部位标本，在暗视野显微镜下找到梅毒螺旋体。

2. 性病实验试剂盒检查具有简便、快速，敏感性极高的优点，但有假阳性，可作为筛查试验。

3. 荧光螺旋体抗体吸附试验的特异性强，常用于确诊。

（四）诊断

主要根据母亲病史、临床表现及实验室检查的确诊。

（五）治疗

正规、及时地治疗梅毒孕妇，是减少先天性梅毒发病率的最有效措施。首选青霉素，疗程共10～14天。

（杨春丽）

# 第六章　感染性疾病

## 第一节　病 毒 感 染

### 一、麻疹

麻疹（measles）是麻疹病毒感染所致的急性呼吸道传染病。以发热、上呼吸道炎症、结膜炎、口腔麻疹黏膜斑［又称科氏斑（Koplik spot）］、全身红色斑丘疹及疹退后遗留色素沉着伴糠麸样脱屑为主要临床特征。病后大多可获得终身免疫。

**（一）临床表现**

1. 潜伏期　多为 6～18 d。潜伏期末可有低热、全身不适。

2. 前驱期　也称发疹前期，一般为 3～4 d。主要表现如下：

（1）发热：多为中度以上。

（2）上呼吸道感染症状：咳嗽、流涕、咽充血、眼睑充血、眼泪增多等卡他症状。

（3）麻疹黏膜斑（科化斑）：在发疹前 24～48 h 出现，颊黏膜上可见直径约 1.0 mm 灰白色小点，外有红晕，黏膜疹于皮疹出现后逐渐消失。

（4）其他：部分病例可有一些非特异症状，如全身酸痛、食欲减退等。

3. 出疹期　多在发热后 3～4 天出现皮疹，体温升高至 40～40.5℃，全身毒血症状加重，于耳后、颈部出现玫瑰色斑丘疹，不伴痒感，自上而下蔓延至手掌及足底。

4. 恢复期　出疹 3～4 天后皮疹按出疹顺序逐渐消退。留有糠麸状脱屑及棕色色素沉着，经 7～10 天痊愈。

**（二）并发症**

肺炎是麻疹最常见的并发症，还可并发喉炎、心肌炎、麻疹脑炎、亚急性硬化性全脑炎、结核病恶化、营养不良和维生素 A 缺乏症。

**（三）辅助检查**

1. 血常规　白细胞减少，淋巴细胞相对增多。

2. 血清学检查　检测麻疹病毒特异性 IgM 抗体。

3. 病毒抗原检测　检测鼻咽分泌物中麻疹病毒抗原。

**（四）诊断及鉴别诊断**

根据麻疹接触史，前驱期表现，麻疹黏膜斑，出疹顺序，皮疹形态，疹退后皮肤脱屑及色素沉着可得出诊断。

应注意与风疹、幼儿急疹和猩红热等鉴别。

### （五）治疗

目前尚无特效的药物治疗麻疹。主要为对症治疗、加强护理和预防并发症。

## 二、水痘

水痘（chicken pox，varicella）是由水痘－带状疱疹病毒感染引起，通过接触或飞沫传染。以发热及成批出现周身性红色斑丘疹、疱疹、痂疹为特征。

### （一）临床表现

1. 典型水痘　皮疹特点如下：①皮疹首发于头面部或躯干受压部分，呈向心性分布；②最初为瘙痒的红色斑疹和丘疹，继而变成水疱，水疱易破溃，2～3天结痂；③皮疹陆续分批出现，故同一时间内可见上述三种形态皮疹同时存在，这是水痘皮疹的重要特征之一；④皮疹脱痂后一般不留皮痕。

2. 重症水痘　多发生在恶性疾病或免疫力低下的患儿。出现高热及全身中毒症状，常伴血小板减少而发生暴发性紫癜。

3. 先天性水痘　母亲在妊娠期感染水痘可累及胎儿。孕母妊娠早期感染水痘可致胎儿先天畸形。若孕母产前4天以内患水痘，新生儿常于出生后4～5天发生新生儿水痘。

### （二）并发症

常见并发症为皮肤继发细菌感染（如脓疱疮、丹毒），还可并发水痘肺炎、败血症等。

### （三）辅助检查

1. 外周血白细胞计数　总数正常或稍低。

2. 取疱疹刮片　行细胞学染色，发现多核巨细胞。

3. 病毒分离　取水痘疱疹液、咽部分泌物作病毒分离。

4. 血清学检查　水痘病毒特异性IgM抗体阳性。

### （四）诊断及鉴别诊断

有水痘患者接触史，发热与皮疹同时发生，皮损呈红色斑丘疹→疱疹→结痂→脱痂，出现典型的水痘疹者，诊断不难。水痘的鉴别诊断包括丘疹性荨麻疹、单纯疱疹病毒、肠道病毒和金黄色葡萄球菌感染、药物性皮炎等。

### （五）治疗

1. 一般治疗　早期隔离，加强护理，供给足够营养，减少继发感染，局部止痒。

2. 药物治疗　抗病毒药物首选阿昔洛韦，继发细菌感染时给予抗生素治疗。因皮质激素对水痘病程有不利影响，可导致病毒播散，一般不宜选用。

## 三、流行性腮腺炎

流行性腮腺炎（mumps，epidemic parotitis）是由腮腺炎病毒引起的传染病。以腮腺肿大及疼痛为特征，各种腺体及其他器官均可受累，系非化脓性炎症。

### （一）临床表现

本病首发体征为腮腺肿大，一般以耳垂为中心，向前、后、下发展，有疼痛及触痛，常先见一侧，然后另一侧也相继肿大，腮腺肿大经3～5天达高峰，一般1周左右消退。颌下腺和舌下腺也可同时受累。

流行性腮腺炎是全身性疾病，病毒常侵入中枢神经系统、其他腺体或器官而产生下列症状：

1. 神经系统　①脑膜脑炎。②多发性神经炎、脊髓灰质炎。③耳聋。

2. 生殖系统　睾丸炎或卵巢炎。

3. 其他　尚可有心肌炎、甲状腺炎、乳腺炎、肾炎、泪腺炎、角膜炎、关节炎和肝炎等，均可在腮腺炎发生前后发生。

**（二）辅助检查**

1. 血清和尿淀粉酶测定　90%的患者发病早期有血清和尿淀粉酶增高。

2. 血清学检查　检测血清腮腺炎病毒特异性IgM抗体。

3. 病毒分离　患者唾液、脑脊液、尿或血中可分离出病毒。

**（三）诊断及鉴别诊断**

依据接触史、腮腺肿痛等特点可诊断。鉴别诊断包括其他病原（如细菌、流感病毒、巨细胞病毒等）引起的腮腺炎以及其他原因引起的腮腺肿大（如白血病、淋巴瘤、腮腺肿瘤等）。

**（四）治疗**

1. 一般治疗　主要是对症处理，隔离患者至腮腺肿胀消退，清淡饮食，多饮水，保持口腔卫生。

2. 药物治疗　可采用内服与局部外敷中药。对重症脑膜脑炎、睾丸炎或心肌炎患儿必要时可采用糖皮质激素进行3～7天的短期治疗。

## 四、手足口病

手足口病（hand，foot and mouth disease，HFMD）是由肠道病毒71型（EV71）引起的传染性疾病。主要通过消化道、呼吸道、密切接触等途径传播。临床主要表现为发热，口腔和四肢末端的斑丘疹、疱疹，严重者可出现脑膜炎、脑炎、脑脊髓炎、肺水肿和循环障碍。致死原因主要为脑干脑炎及神经源性肺水肿。

**（一）临床表现**

1. 轻型病例　起病急，多有发热，可伴有咳嗽、流涕、食欲缺乏等症状。口腔内可见散在的疱疹或溃疡，多位于舌、颊黏膜和上颚等处。手、足和臀部出现斑丘疹和疱疹。皮疹消退后不留瘢痕或色素沉着，多在1周内痊愈，预后良好。

2. 重症病例　少数病例病情进展迅速，在发病1～5天出现脑炎、脑膜炎、脑脊髓炎、肺水肿、循环障碍等。重者可致死亡，存活病例可留有后遗症。

**（二）辅助检查**

1. 血常规　白细胞数正常或降低。

2. 生化检查　部分病例可有轻度氨基转移酶、心肌酶增高。

3. 血气分析　呼吸系统受累时可有动脉血氧分压降低、酸中毒等。

4. 脑脊液检查　神经系统受累时可表现为外观清亮、压力增高，细胞数增多，蛋白质含量升高。

5. 胸部X线检查　双肺纹理增多，网格状、斑片状阴影。

6. 磁共振检查　神经系统受累患者可见脑干、脊髓灰质损害等改变。

### （三）诊断

根据发热伴手、足、口、臀部皮疹可诊断。少数重症病例皮疹不典型，需结合病原学或血清学检查做出诊断。具有以下表现者有可能在短期之内发展为手足口病重症，应密切观察：①持续高热不退。②精神委靡、呕吐、易惊。③呼吸、心率增快。④四肢凉、末梢循环差。⑤高血压。⑥外周血白细胞、血小板明显增高。⑦高血糖。

### （四）治疗

1. 普通病例　目前尚无特效的抗病毒药物和特异性治疗手段，主要是对症治疗。注意隔离，避免交叉感染。适当休息，清淡饮食，做好口腔和皮肤护理。

2. 重症病例

（1）神经系统受累的治疗：①控制颅内高压：予甘露醇降颅压治疗，必要时加用呋塞米。②酌情使用糖皮质激素。③静脉注射免疫球蛋白。④对症治疗，降温、镇静、止惊。

（2）呼吸、循环衰竭的治疗：①保持呼吸道通畅，氧疗。②改善循环治疗。③保护重要脏器的功能。

（3）恢复期治疗：促进各脏器功能恢复，功能康复。

## 五、传染性单核细胞增多症

传染性单核细胞增多症（infectious mononucleosis）是由EB病毒感染所致的急性感染性疾病，主要侵犯儿童和青少年。以发热、咽扁桃体炎、肝脾和淋巴结肿大、外周血淋巴细胞增多并出现异型淋巴细胞等为特征。

### （一）临床表现

本病症状轻重不一，年龄越小，症状越不典型。发病期的典型表现有：

1. 发热　一般均有发热，体温38～40℃，无固定热型，热程1～2周。

2. 咽峡炎　多数患儿可表现为咽、扁桃体炎，可见出血点。

3. 淋巴结肿大　全身淋巴结均可肿大，以颈部最为常见。肿大淋巴结常在热退后数周才消退，亦可持续数月。

4. 肝脾大　占20%～60%，可出现肝功能异常。

5. 皮疹　部分患者可出现丘疹、荨麻疹、出血性皮疹等。

### （二）辅助检查

1. 血常规　外周血白细胞总数可正常或偏低，淋巴细胞相对增多，异型淋巴细胞超过10%或绝对值超过$1\times10^9$/L。

2. 血清嗜异性凝集试验　血清中可出现IgM嗜异性抗体。

3. EBV-DNA检测　阳性。

### （三）诊断

根据典型临床表现（发热、咽痛、肝脾及淋巴结肿大），外周血异型淋巴细胞>10%，嗜异性凝集试验阳性，EB病毒特异性抗体阳性和EBV-DNA检测阳性可诊断。

### （四）鉴别诊断

本病需与巨细胞病毒、腺病毒、风疹病毒等感染所致的淋巴细胞及单核细胞增多相鉴别。

### （五）治疗

1. 一般治疗　以对症治疗为主。

2. 药物治疗　抗病毒药物阿昔洛韦、更昔洛韦等。静脉注射丙种球蛋白可使临床症状改善，缩短病程。继发细菌感染时使用抗生素。重型患者酌情使用肾上腺皮质激素。

# 第二节　细菌感染

## 一、败血症

败血症（septicemia）是指各种病原菌进入血液循环并在其中繁殖与播散，产生毒素，并诱导细胞因子引起严重毒血症（toxemia）和全身性感染。

**（一）病因**

各种致病菌都可引起败血症。革兰阳性球菌主要为葡萄球菌、肠球菌和链球菌，革兰阴性细菌主要为大肠埃希菌、肺炎克雷伯杆菌、假单胞菌属和克雷伯菌属等，真菌以白假丝酵母菌为多见。

**（二）临床表现**

1. 原发感染灶　原发局部炎症，表现为红、肿、热、痛和功能障碍。

2. 感染中毒症状　起病较急，突然发热，精神委靡或烦躁，面色苍白或青灰，头痛、四肢酸痛、气急、脉速，甚至呼吸困难。重者可出现中毒性脑病、中毒性心肌炎、肠麻痹、感染性休克和 DIC 等。

3. 皮疹　可有出血点、斑丘疹或荨麻疹等。

4. 肝脾大　可出现肝脾增大、黄疸等。

5. 迁徙性病灶　肺部、脑膜、骨髓、心包和皮下组织等都可成为好发部位。

**（三）辅助检查**

1. 血常规　外周血白细胞总数以及中性粒细胞增加，核左移，胞质中出现中毒颗粒。重症或衰弱者白细胞总数减少，血小板减少。

2. 病原学检查　血培养和（或）骨髓培养阳性为败血症确诊的依据。

**（四）诊断及鉴别诊断**

本病诊断依据为：急性发热，有明显感染中毒症状，外周血白细胞及中性粒细胞显著增高，血培养和（或）骨髓培养阳性。

败血症应与伤寒、恶性组织细胞病、结缔组织病等相鉴别。

**（五）治疗**

1. 一般治疗　给予充足的营养及足够液体，可静脉给予丙种球蛋白或输注血浆。感染中毒症状严重者，可在使用足量有效抗生素的同时给予糖皮质激素短程（3 ~ 7 天）治疗。

2. 抗菌治疗　应尽早足量使用抗生素，无病原学结果前应给予经验性抗菌药物治疗，以后再根据病原菌及药物敏感试验结果调整抗生素。

3. 并发症的防治

（1）出现感染性休克时应积极抗休克治疗（液体复苏，血管活性药物，控制感染，肾上腺皮质激素，纠正凝血障碍，支持治疗等）。

（2）原发炎症及迁徙性化脓性炎症或脓肿，应及时处理，有效引流。

（3）基础病的治疗。

## 二、中毒型细菌性痢疾

中毒型细菌性痢疾是急性细菌性痢疾的危重型。起病急，突发高热，反复惊厥，迅速发生休克、昏迷及呼吸衰竭为本病的特征。

**（一）病因**

病原是痢疾杆菌。

**（二）临床表现**

潜伏期肠道症状（腹痛、腹泻）多不明显，短时间突发寒战、高热、精神委靡、烦躁、昏迷及惊厥，可迅速发展至呼吸循环衰竭，临床上以严重全身中毒症状、休克和（或）中毒性脑病为主要表现。

**（三）辅助检查**

1. 大便常规　可有黏液脓血便，镜检有脓细胞、红细胞。

2. 大便培养　可培养出痢疾杆菌。

3. 血常规　白细胞明显增高，以中性粒细胞升高为主，伴核左移，发生 DIC 时血小板明显减少。

**（四）诊断**

夏、秋季节，不洁饮食史后出现高热、反复惊厥，迅速发展至休克或呼吸衰竭而肠道症状很轻，粪便检查有红、白细胞有助于诊断。

**（五）治疗**

1. 一般治疗　加强护理，密切观察病情。

2. 病原治疗　及早选用强而有力的抗生素，如头孢曲松钠等。

3. 对症治疗　及时处理高热、惊厥、休克、呼吸循环衰竭等。

# 第三节　结　核　病

## 一、概述

结核病（tuberculosis）是由结核分枝杆菌引起的慢性感染性疾病。全身各脏器均可受累，以肺结核最常见。

**（一）病因**

结核分枝杆菌分 4 型：其中人型结核分枝杆菌是人类结核病的主要病原体，呼吸道为主要传染途径。

**（二）诊断**

1. 病史

（1）中毒症状：长期低热、咳嗽、盗汗、乏力、消瘦等。

（2）结核病接触史：有无结核病接触史，年龄越小，越容易感染。

（3）接种史：接种卡介苗可提高对结核病的抵抗力。

（4）有无急性传染病史：特别是麻疹、百日咳等可使机体免疫功能暂时降低，致使体内潜伏的结核病灶活动、恶化。

（5）有无结核过敏表现：如结节性红斑、疱疹性结膜炎等。

2. 结核菌素试验　儿童感染结核 4～8 周后，结核菌素试验即呈阳性反应。

（1）结核菌素试验：硬结直径不足 5 mm 为阴性，5～9 mm 为阳性（+）；10～19 mm 为中度阳性（++），≥20 mm 为强阳性（+++），局部除硬结外，还有水疱、破溃、双圈反应等为极强阳性（++++）。

（2）临床意义

1）阳性反应见于：①接种卡介苗后；②年长儿无临床症状仅呈一般阳性，表示曾感染过结核；③婴幼儿尤其是未接种卡介苗者，阳性反应多表示体内有新的结核灶；④强阳性反应者，提示体内有活动性结核病灶；⑤由阴转阳提示有新近感染。

2）阴性反应见于：①未感染过结核；②初次感染后 4～8 周内；③由于机体免疫功能低下或受抑制所致出现假阴性反应；④技术误差或结核菌素失效。

3. 辅助检查

（1）结核分枝杆菌检查。从痰、胃液、脑脊液、浆膜腔液中找到结核分枝杆菌是诊断本病的依据。

（2）免疫学诊断及分子生物学诊断。

（3）红细胞沉降率，多增快。

（4）结核病影像学诊断，X 线检查、胸部 CT 检查、磁共振成像（MRI）等。

（5）纤维支气管镜检查。

（6）周围淋巴结穿刺液涂片检查。

（7）肺穿刺活检或胸腔镜取肺活检。

**（三）治疗**

1. 一般治疗　注意营养供给。居住环境应阳光充足，空气流通。

2. 抗结核药物　治疗目的是：①杀灭病灶中的结核菌。②防止血行播散。治疗原则为：①早期治疗。②适宜剂量。③联合用药。④规律用药。⑤全程用药。⑥分段治疗。

（1）目前常用的抗结核药物可分为两类：

1）杀菌药物：①全杀菌药：如异烟肼（INH）和利福平（RFP）。②半杀菌药：如链霉素（SM）和吡嗪酰胺（PZA）。

2）抑菌药物：常用者有乙胺丁醇（ENB）和乙硫异烟胺（HH）。

（2）化学治疗方案：标准疗法，两阶段疗法，短程疗法。

**（四）预防**

1. 控制传染源。

2. 普及卡介苗接种。

下列情况禁止接种卡介苗：①先天性胸腺发育不全症或严重联合免疫缺陷病患者。②急性传染病恢复期。③注射局部有湿疹或患全身性皮肤病。④结核菌素试验阳性。

## 二、原发型肺结核

原发型肺结核（primary pulmonary tuberculosis）为结核分枝杆菌首次侵入肺部后发生的原发感染，原发型肺结核包括原发复合征（primary complex）和支气管淋巴结结核。

**（一）临床表现**

本病症状轻重不一，可有低热、食欲缺乏、盗汗、消瘦等结核中毒症状，当胸内淋巴结高度肿大时，可产生一系列压迫症状。

查体可见外周淋巴结不同程度肿大。肺部体征可不明显，与肺内病变不一致。

**（二）诊断及鉴别诊断**

1. 诊断　见本节概述部分。

2. 鉴别诊断　本病应与支气管炎、百日咳、支气管扩张等相鉴别；胸内淋巴结肿大明显时，应与纵隔肿瘤相鉴别。

**（三）治疗**

一般治疗及治疗原则见本节概述。抗结核药物的应用如下：

1. 无明显症状的原发型肺结核　选用标准疗法，每日服用 INH、RFP 和（或）EMB，疗程 9 ~ 12 个月。

2. 活动性原发型肺结核　宜采用直接督导下短程化学治疗（DOTS）。常用方案为 2HRZ/4HR。

## 三、结核性脑膜炎

结核性脑膜炎（tuberculous meningitis）是儿童结核病中最严重的类型，通过血行播散而来。若诊断不及时或治疗不当，病死率及后遗症的发生率较高。

**（一）临床表现**

1. 早期（前驱期）　1 ~ 2 周，主要症状为患儿性格改变，如少言、懒动、烦躁、易怒等。可有发热、食欲缺乏、盗汗、消瘦。

2. 中期（脑膜刺激期）　1 ~ 2 周，主要为颅内压增高的表现，如头痛、喷射性呕吐、惊厥、视盘水肿等，脑膜刺激征阳性。此期可出现脑神经障碍，最常见者为面神经瘫痪。

3. 晚期（昏迷期）　1 ~ 3 周，以上症状逐渐加重，意识障碍进行性加重，阵挛性或强直性惊厥频繁发作。最终因颅内压急剧增高导致脑疝，甚至死亡。

**（二）诊断**

1. 病史　①结核接触史。②卡介苗接种史。③既往结核病史。④近期急性传染病史。

2. 临床表现　凡有上述病史的患儿出现头痛、呕吐、嗜睡、烦躁时，即应考虑本病的可能。

3. 脑脊液检查　常规检查：外观无色透明或呈毛玻璃样，静置 12 ~ 24 h 后，可有蜘蛛网状薄膜形成，白细胞数多为 $50 \times 10^6/L \sim 500 \times 10^6/L$，淋巴细胞为主，糖和氯化物均降低，蛋白质含量增高。

4. 其他实验室检查

（1）结核菌抗原检测。

（2）抗结核抗体测定。

（3）结核菌素试验。

（4）脑脊液结核菌培养，是诊断本病可靠的依据。

5. X 线、CT 或 MRI 检查。

**（三）并发症及后遗症**

最常见的并发症为脑积水、脑实质损害、脑出血及脑神经障碍。严重后遗症为肢体瘫痪、智力低下、失明、失语、癫痫及尿崩症等。

**（四）治疗**

本病治疗主要为抗结核治疗和降低颅内高压。

1. 一般疗法　应卧床休息，保证足够营养及热量，防止褥疮和坠积性肺炎。做好全身清洁护理。

2. 抗结核治疗　联合应用易透过血脑屏障的抗结核杀菌药物，分阶段治疗。

3. 降低颅内高压

（1）脱水剂。

（2）利尿剂。

（3）侧脑室穿刺引流。

（4）腰椎穿减压及鞘内注药。

（5）分流手术。

4. 糖皮质激素　能抑制炎症渗出从而降低颅内压，可减轻中毒症状及脑膜刺激症状，有利于脑脊液循环，并可减少粘连，从而减轻或防止脑积水的发生。

5. 对症治疗

（1）抗惊厥的处理。

（2）水、电解质失调的处理。

6. 随访观察　停药后随访观察至少 3 年。

# 第四节　真 菌 感 染

## 一、概述

真菌（fungus）亦称霉菌，因侵犯部位不同，分为两大类：一类为浅部真菌，主要侵犯表皮角质层、毛发，如头皮癣、足癣；另一类为深部真菌病，主要侵犯皮肤黏膜深处、内脏器官、中枢神经系统等，危害性较大。本节主要讲述念珠菌病。

## 二、念珠菌病

念珠菌病（candidiasis）是由假丝酵母菌属引起的皮肤、黏膜、脏器的炎症，少数可引发败血症。最常引起人类疾病的假丝酵母菌是白假丝酵母菌，白假丝酵母菌属于条件致病菌，通常存在于正常人皮肤、口腔、上呼吸道、肠道及阴道等处，当患者存在长期大量使用广谱抗生素、肾上腺皮质激素或免疫抑制剂等易患因素时，可出现念珠菌病。

**（一）临床表现**

1. 皮肤黏膜型　好发于新生儿和小婴儿，在新生儿肛周、臀部、腹股沟等尿布包裹区最易受损，皮肤皱褶处可见皮肤潮红、糜烂，上有灰白色脱屑，周围见散在的红色丘疹、小水疱。黏膜受损以鹅口疮（thrush）最多见，在颊黏膜及上颚表面出现白色乳凝块样物，不易擦去，强行剥脱后可见鲜红色糜烂面。

2. 内脏型 内脏型念珠菌病主要有：消化道念珠菌病、呼吸道念珠菌病、泌尿道念珠菌病、播散性念珠菌病综合征和念珠菌菌血症等。

**（二）诊断**

1. 真菌检查 因假丝酵母菌是机会致病菌，从皮肤、黏膜、痰等标本中查到孢子不能肯定其为致病菌，必须在镜下见到出芽的酵母菌与假菌丝，结合临床表现才能确定念珠菌病的诊断。

2. 病理诊断 病理组织中发现真菌和相应的病理改变。

3. 眼底检查 念珠菌菌血症患儿视网膜和脉络膜上可见白色云雾状或棉球样病灶。

**（三）治疗**

1. 积极治疗原发病，去除病因。

2. 严格掌握抗生素、糖皮质激素和免疫抑制剂的用药指征。

3. 合理使用抗真菌药物，常用的抗真菌药物有制霉菌素、两性霉素 B、克霉唑、酮康唑、氟康唑，可根据感染的部位、轻重程度合理选用。

（李丽娟）

# 第七章　呼吸系统疾病

儿童呼吸道疾病包括上、下呼吸道急、慢性炎症，呼吸道变态反应性疾病，胸膜疾病，呼吸道异物，先天畸形及肺部肿瘤等。其中急性呼吸道感染最为常见。

## 第一节　概　论

儿童时期易患呼吸道疾病与儿童呼吸系统的解剖、生理、免疫特点密切相关。呼吸系统以环状软骨下缘为界，分为上、下呼吸道。

### 一、解剖特点

**（一）上呼吸道**

1. 鼻　儿童鼻腔相对短小，鼻道狭窄。感染时黏膜肿胀，易造成堵塞，导致呼吸困难或张口呼吸。

2. 鼻窦　儿童各鼻窦发育先后不同，由于鼻窦黏膜与鼻腔黏膜相连续，鼻窦口相对大，故急性鼻炎常累及鼻窦。

3. 鼻泪管和咽鼓管　婴幼儿鼻泪管短，开口接近内眼角处，鼻腔感染易侵入结膜引起炎症；咽鼓管较宽，且直而短，呈水平位，鼻咽炎时易致中耳炎。

4. 咽　咽部较狭窄而垂直。腭扁桃体1岁末逐渐增大，4～10岁发育达高峰，14～15岁逐渐退化，扁桃体炎常见于年长儿。扁桃体肥大严重时可导致睡眠呼吸暂停综合征。

5. 喉　喉部呈漏斗形，喉腔较窄，声门狭小，软骨柔软，轻微炎症即可引起声音嘶哑及吸气性呼吸困难。

**（二）下呼吸道**

1. 气管、支气管　短且狭窄，黏膜柔嫩，血管丰富，软骨柔软，气道易干燥；容易发生呼吸道感染，一旦感染则易导致呼吸道不畅。

2. 肺　肺泡数量少而面积小，肺含血量多而含气量少，易于感染。

**（三）胸廓**

婴幼儿胸廓较短，呈桶状；肋骨呈水平位，膈肌位置较高，胸腔小而肺相对较大；呼吸肌发育尚不完全。故当肺部发生病变时，容易出现呼吸困难。

### 二、生理特点

1. 呼吸频率和节律　儿童呼吸频率较成人快，年龄越小，频率越快。新生儿及出生后数月的婴儿呼吸极不稳定，可出现深、浅交替呼吸，或呼吸节律不整、间歇、暂停等现象。在病理情况下易发生中枢性呼吸衰竭。

2. 呼吸的类型　儿童以腹式呼吸为主。随年龄增长，呼吸肌发育，逐渐转化为胸腹式呼吸，7 岁以后以混合式呼吸为主，逐渐接近成年人。

## 三、免疫特点

儿童呼吸道的非特异性免疫和特异性免疫功能均较差，易患呼吸道感染。

## 四、检查方法

1. 体格检查　视诊内容包括两肺呼吸动度是否对称；观察呼吸频率的改变，有无发绀、吸气性三凹征，听诊肺部是否有啰音等。

2. 血气分析　反映了气体交换和血液的酸碱平衡状态，为诊断和治疗提供依据。

3. 胸部影像学检查　拍摄 X 线胸片是呼吸系统疾病影像学诊断的基础，可基本满足 70% 以上的临床需要。CT 技术的发展，使儿童呼吸系统疾病的诊断率大为提高。

4. 儿童支气管镜检查　利用纤维支气管镜和电子支气管镜不仅能直视气管和支气管内的各种病变，提高对儿童呼吸系统疾病的诊断率，还可以广泛应用于气管异物、肺化脓性病变、支气管内膜结核等疾病的治疗。

5. 肺功能检查　适用于 5 岁以上的儿童。主要项目有：①肺容量，包括潮气量、肺活量、功能残气量和肺总量；②通气功能，包括最高呼气流速、用力肺活量、第一秒用力呼气量、最大呼气流速－容量曲线和最大通气量。

# 第二节　急性上呼吸道感染

急性上呼吸道感染（acute upper respiratory infection，AURI）是儿童时期最常见的疾病。系由各种病原引起的上呼吸道的炎症，简称上感，属于中医学“伤风”“感冒”范畴。

本病各种病毒和细菌均可引起，但 90%以上为病毒。病毒感染后可继发细菌感染。

婴幼儿时期由于上呼吸道的解剖生理和免疫功能低下等特点而易患本病。如果有营养不良或护理不当、气候改变和环境不良等因素，则易发生反复上呼吸道感染或使病程迁延。

## 一、临床表现

1. 一般类型上感

（1）症状

1）局部症状：鼻塞、流涕、喷嚏、干咳、咽部不适和咽痛等，多于 3～5 天内自然痊愈。

2）全身症状：发热、烦躁不安、头痛、全身不适、乏力等。部分患儿有食欲缺乏、呕吐、腹泻、腹痛等消化道症状，还可发生消化系统紊乱、肠痉挛，并发急性肠系膜淋巴结炎。

（2）体征：可见咽部充血，咽后壁滤泡增生，扁桃体肿大。有时可见下颌和颈淋巴结肿大。肺部听诊大多正常。肠道病毒感染者可见皮疹。

2. 两种特殊类型上感

（1）疱疹性咽峡炎：好发于夏、秋季，临床表现为高热、咽痛、流涎、厌食、呕吐等。体格检查可发现咽部充血，在咽腭弓、软腭、腭垂的黏膜上可见数个至十数个 2～4 mm 灰白色的疱疹，周围有红晕，破溃后形成小溃疡，病程为 1 周左右。

（2）咽结膜热：好发于春、夏季，以发热、咽炎、结膜炎为特征。临床表现为高热、咽痛、滤泡性眼结膜炎为特征，可伴球结膜出血；颈及耳后淋巴结增大。病程 1～2 周。

## 二、辅助检查

病毒感染者白细胞计数正常或偏低，中性粒细胞减少，淋巴细胞计数相对增高。病毒分离和血清学检查可明确病原；细菌感染者白细胞、中性粒细胞增高，咽拭子培养可发现致病菌。链球菌引起者 ASO 滴度可增高。

## 三、治疗

1. 一般治疗 休息、多饮水，防止交叉感染及预防并发症。

2. 病因治疗

（1）抗病毒药物：大多数上呼吸道感染由病毒引起，可试用抗病毒药物。

（2）抗生素：细菌性感染或病毒性感染继发细菌感染者可选用抗生素治疗。

3. 对症治疗

（1）高热可应用解热镇痛药，亦可用冷敷、温湿敷或乙醇擦浴降温。

（2）发生高热惊厥者可给予镇静、止惊等处理。

（3）咽痛可含服咽喉片。

（4）中药治疗亦有较好的效果。

## 四、预防

应加强体格锻炼以增强抵抗力，提倡母乳喂养，防治佝偻病及营养不良，避免去人多的公共场所。

## 五、病程及预后

绝大多数预后良好，病程在 1 周左右。如果护理不当、年幼体弱、免疫力低下、先天性缺陷、病原毒力强，可造成反复呼吸道感染及引起中耳炎、鼻窦炎、颅内感染、喉炎、气管炎、肺炎等并发症，甚至可能导致败血症、急性肾炎、心肌炎及其他结缔组织疾病发生。

# 第三节 急性支气管炎

急性支气管炎（acute bronchitis）是指病原引起的支气管黏膜炎症，由于气管常同时受累，故称为急性气管支气管炎（acute tracheobronchitis）。病原为各种病毒或细菌，或为其混合感染。本病是儿童时期常见的呼吸道疾病，婴幼儿多见。

## 一、临床表现

1. 症状和体征　大多先有上呼吸道感染症状，以咳嗽为主要表现，初为干咳，以后有痰。婴幼儿症状较重，常有发热、呕吐及腹泻。一般无全身症状。双肺呼吸音粗，可有不固定的散在的干啰音和粗中湿啰音，婴幼儿常在喉部听到痰鸣。

## 二、辅助检查

X线胸片检查常提示肺纹理增粗、肺门影增深，血常规及病原学检查同上呼吸道感染部分。

## 三、治疗

1. 一般治疗　同上呼吸道感染，要经常变换体位，多饮水，使痰液易于咳出。

2. 控制感染　一般不采用抗生素。怀疑有细菌感染者则可用青霉素类；如为支原体感染，则应予以大环内酯类抗生素。

3. 对症治疗

（1）化痰止咳：如复方甘草合剂、急支糖浆或盐酸氨溴素等，慎用镇咳药。

（2）止喘：对喘憋严重者，可雾化吸入β受体激动剂。也可短期使用糖皮质激素。

（3）抗过敏：抗过敏治疗可缓解支气管炎症分泌和支气管痉挛。

（4）中药治疗：具有清肺、止咳、化痰的作用。

## 四、预防

注意营养，加强体格锻炼，增强体质。对相关的基础病应进行根治。

## 五、病程及预后

本病病程可延续7～10天，发热先退，之后咳嗽可延续2～3周，常复发。病毒感染者呈自限性，但婴幼儿或有先天性心脏病患儿常继发细菌感染，甚至进一步引起肺炎。

# 第四节　毛细支气管炎

毛细支气管炎（bronchiolitis）是一种常发生于2岁以下儿童（多数在6个月以内），由多种致病原感染引起的急性毛细支气管炎症，以发作性喘憋、三凹征和肺部喘鸣音为主要特点。本病是一种特殊类型的肺炎，有人称之为喘憋性肺炎，属于中医学“肺炎喘咳”范畴。

本病主要由呼吸道合胞病毒（RSV）引起，副流感病毒、某些腺病毒及肺炎支原体也可引起本病。

由于喘憋，氧分压（$PaO_2$）降低，二氧化碳分压（$PaCO_2$）升高，血氧饱和度（$SaO_2$）降低而致呼吸衰竭，呼吸性酸、碱中毒，以及代谢性酸中毒。

## 一、临床表现

喘憋和肺部哮鸣音为其突出表现。主要表现为呼气性呼吸困难和喘鸣。严重者可表现为面色苍白、烦躁不安，口周和口唇发绀。全身中毒症状较轻，可无热、低热、中度发热，少见高热。体格检查发现呼吸浅而快，心率加快，伴鼻翼扇动和三凹征；肺部体征主要为哮鸣音，叩诊可呈鼓音，喘憋缓解期可闻及中、细湿啰音。肝和脾因肺气肿在肋骨下可触及。

## 二、辅助检查

1. 实验室检查　白细胞总数及分类大多在正常范围内。采集鼻咽拭子或分泌物可明确病原体，血气分析可了解患儿缺氧和 $CO_2$ 潴留程度。

2. X 线胸部检查　可见不同程度肺气肿或肺不张，也可以见到支气管周围炎及肺纹理增粗。

## 三、治疗

1. 一般治疗　保持室内温度及湿度适宜，空气清新，保持呼吸道通畅，防止交叉感染。

2. 支持治疗　重症患儿可采用不同方式吸氧，如鼻前庭导管给氧、面罩或氧帐等。对于严重患儿给予心电监护，注意补充液体，但要防止加重左心室的负担而出现心力衰竭。

3. 对症治疗　可用沙丁胺醇（喘乐宁）雾化吸入，改善喘憋和血氧饱和度。可用镇静药物，其具有止喘、镇咳和镇静的作用。也可使用氨茶碱口服或静脉滴注。糖皮质激素用于严重的喘憋发作或其他治疗不能控制者。

4. 病原治疗　如系病毒感染所致，用抗病毒药物静脉滴注可能对 RSV 有一定疗效，亦可试用干扰素肌内注射；怀疑支原体感染者，应用大环内酯类抗生素；有细菌感染者，应适当应用抗生素。

5. 生物制品治疗　静脉注射免疫球蛋白可缓解临床症状，减少患儿排毒量和缩短排毒期限。

6. 其他　保证液体摄入量、纠正酸中毒，并及时发现和处理呼吸衰竭及其他生命体征危象。

## 四、病程及预后

病程一般为 1～2 周，平均 10 天。最危险时期是呼吸困难发生后的 24～72 h，病死率为 1%。毛细支气管炎合并细菌感染并不常见，但患病后半年内常反复咳嗽、喘息发作，有报道随访 2～7 年发生哮喘的占 50%。

# 第五节　肺　　炎

肺炎（pneumonia）是儿童的一种主要常见病，也是婴儿时期主要死亡原因，是我国 5 岁以下儿童死亡的主要原因。指不同病原体或其他因素（如吸入羊水、油脂类或过敏反应）等所引起的肺部炎症。主要临床表现为发热、咳嗽、气促、呼吸困难和肺部固定性中、细湿啰音。重症患儿可累及循环、神经及消化系统而出现相应的临床症状，如中毒性脑病及中毒性肠麻痹等。

## 一、分类

目前尚无统一的肺炎分类法，主要是依据病理形态、病原体和病程分类。

1. 病理分类　按病理累及的部位分为：大叶性肺炎、间质性肺炎和支气管肺炎。以支气管肺炎最为多见。

2. 病原体分类　①细菌性肺炎；②病毒性肺炎；③支原体肺炎；④衣原体肺炎；⑤原虫性肺炎；⑥真菌性肺炎；⑦非感染因素引起的肺炎，如吸入性肺炎、坠积性肺炎、嗜酸细胞性肺炎（过敏性肺炎）等。

3. 病程分类　①急性肺炎：病程 $<1$ 个月；②迁延性肺炎：病程长达 $1\sim3$ 个月；③慢性肺炎：病程 $>3$ 个月。

4. 病情分类　①轻症：除呼吸系统外，其他系统仅轻微受累，无全身中毒症状。②重症：除呼吸系统外，其他系统亦严重受累，全身中毒症状明显，甚至发生生命危险。

5. 发生肺炎的地区分类　①社区获得性肺炎（community acquired pneumonia，CAP）：指无明显免疫抑制的患儿在院外或住院 48 h 内发生的肺炎。②院内获得性肺炎（hospital acquired pneumonia，HAP）：指住院 48 h 后发生的肺炎。

临床上如果病原体明确，则按病因分类，有助于指导治疗；否则按病理分类。

## 二、支气管肺炎

支气管肺炎（bronchopneumonia）是 2 岁以内儿童最常见的肺炎，一年四季均可发病，最常见的病原微生物为细菌和病毒，也可由病毒、细菌“混合感染”。病原体常由呼吸道入侵，少数经血行入肺。北方多发生于冬、春寒冷季节及气候骤变时。此外，有营养不良、维生素 D 缺乏性佝偻病、先天性心脏病等并发症及低出生体重儿、免疫缺陷者均易发生本病。

### （一）临床表现

1. 全身症状

（1）发热时热型不规则，支原体和细菌感染体温可高达 40℃，新生儿、重度营养不良患儿体温可不升或低于正常。

（2）精神不振、食欲减退、烦躁不安。

（3）轻度腹泻或呕吐等消化道症状。

2. 呼吸系统症状及体征

（1）咳嗽：较频繁，在早期为刺激性干咳，极期咳嗽反而减轻，恢复期咳嗽有痰。

（2）气促：呼吸增快，并可见鼻翼扇动和三凹征。

（3）发绀：轻症患儿可无发绀，重症肺炎可出现口周、鼻唇沟和指（趾）端发绀。

（4）肺部啰音：肺部体征早期不明显，以后可闻及较固定的中、细湿啰音，在深吸气末或啼哭时较为明显。

3. 重症表现　重症支气管肺炎除了呼吸系统的表现之外，还会出现全身各重要系统功能障碍和水、电解质及酸碱平衡失调相应的症状。

（1）神经系统：常有烦躁或嗜睡，婴幼儿常伴有意识障碍、惊厥、前囟隆起，脑水肿明显时可出现瞳孔对光发射迟钝或消失，呼吸节律不齐甚至呼吸停止。

（2）循环系统：可有面色苍白或发灰，大汗淋漓，心音低钝、心率增快，严重者可闻及奔马律，心律不齐，心电图出现ST段下移，T波低平、倒置，毛细血管再充盈时间延长。

（3）消化系统：除呕吐、腹泻、腹痛外，尚有腹胀、呕血、便血等症状，如果发生中毒性肠麻痹时表现为严重腹胀，由于膈肌上抬，加重了呼吸困难，听诊肠鸣音消失。大便潜血阳性或柏油样便。

（4）抗利尿激素分泌失调综合征：表现为低钠，可出现全身性水肿，可凹陷性，血钠降低，血渗透压降低及尿钠明显增高。

**（二）并发症**

早期合理治疗者并发症少见。若延误诊断或病原体致病力强，尤其是金黄色葡萄球菌肺炎和某些革兰阴性杆菌肺炎可引起并发症，如脓胸（empyema）、脓气胸（pyopneumothorax）、肺大疱（pneumatocele）等。临床表现为：高热不退；呼吸困难加重；剧烈咳嗽；患侧呼吸运动受限；听诊呼吸音减弱，胸部X线检查有重要价值。

**（三）辅助检查**

1. 外周血检查　病毒性肺炎白细胞数多正常或低下；细菌性肺炎白细胞数升高，中性粒细胞增多，并有核左移现象，C反应蛋白（CRP）上升，降钙素（PCT）细菌感染时可升高，抗菌药物治疗有效时可迅速下降。

2. 病原学检查　病毒性肺炎可用鼻咽分泌物进行病毒分离；细菌性肺炎则早期对痰液、血液、胸腔积液做细菌培养和鉴定，同时，进行药物敏感试验是明确细菌性致病菌最标准的方法。其他病原学检查：可行冷凝集试验及特异性测定检查肺炎支原体（MP）。

**（四）X线检查**

1. 典型的支气管肺炎X线征象表现为肺实质斑片状浸润阴影；早期表现为肺纹理增强，透光度减低，以后两中下肺、中内带出现小斑片状或小片絮状影，或融合成片状浸润影。

2. 并发肺气肿时，出现两肺下野过度充气的征象。

3. 并发肺脓肿时，表现为患侧肋膈角变钝，或呈反抛物线阴影。

4. 并发脓气胸时，可见液气面；并发肺大疱者，可见薄壁空洞。

**（五）治疗**

本病采用综合治疗，原则为控制炎症、改善通气功能、对症治疗、防止和治疗并发症。

1. 一般治疗及护理　室内空气要流通，保持合适的温、湿度。给予营养丰富的饮食，重症患儿进食困难者，可给予鼻饲等肠道外营养。经常变换体位，以减少肺部淤血，促进炎症吸收。注意隔离，以防交叉感染。

应注意水和电解质的补充，纠正酸中毒和电解质失调，适当的液体补充还有助于气道的湿化。

2. 抗感染治疗

（1）抗生素治疗：明确为细菌感染或病毒感染继发细菌感染者应使用抗生素。

1）原则：有效和安全是选择抗生素药物的首要原则；在使用抗菌药物前，应采集咽拭子、鼻咽分泌物或下呼吸道吸取物进行细菌培养和药物敏感试验，根据不同病原选择抗生素。在未获培养结果前，可根据经验选择敏感的药物；选用的药物在肺组织中应有较高的浓度；适宜剂量，合适疗程；重症患儿宜静脉联合用药。

2）用药时间：一般应持续至体温正常后 5～7 d，症状、体征消失 3 d 后停药。

（2）抗病毒治疗：可试用广谱抗病毒药，如利巴韦林。

3. 对症治疗

（1）氧疗：有缺氧表现，如烦躁、口周发绀时需吸氧，多用鼻前庭导管给氧。危重患儿可予经鼻持续正压给氧（nCPAP），以维持气道正压。

（2）气道管理：及时清除鼻痂、鼻腔分泌物和吸痰，以保持呼吸道通畅，气道的湿化有利于痰液的排出。雾化吸入有助于解除支气管痉挛和黏膜水肿。如呼吸衰竭加重时，应行气管插管以利于清除痰液。严重病例宜短期使用机械通气（人工呼吸机）。接受机械通气者尤应注意气道湿化、变换体位和拍背，保持气道湿度和通畅。

（3）其他：高热患儿可用物理降温，如稀释乙醇擦浴，冷敷，冰袋放在腋窝、腹股沟及头部；口服对乙酰氨基酚或布洛芬等。

（4）腹胀的治疗：低钾血症者，应补充钾盐。中毒性肠麻痹时，应禁食和胃肠减压。

4. 糖皮质激素　可减少炎症渗出，解除支气管痉挛，改善血管通透性和微循环，减轻颅内压。但应严格把握使用指征。

5. 并发症及并存症的治疗

（1）发生感染性休克时，应及时扩容，予血管活性物质（如多巴胺）升压、抗休克治疗；发生脑水肿时，选用 20% 甘露醇降低颅内压；发生心力衰竭应早期使用强心药物，可用毛花苷 C（西地兰）。

（2）脓胸和脓气胸者应及时进行穿刺引流，若脓液黏稠，经反复穿刺抽脓不畅或发生张力性气胸时，宜考虑胸腔闭式引流。

（3）对并存佝偻病、贫血、营养不良者，应给予相应治疗。

（4）如发生呼吸性酸中毒，应着重改善肺通气功能，如已失代偿且合并代谢性酸中毒可给予 5% 碳酸氢钠纠正。

（5）如发生呼吸衰竭应及时予以呼吸机机械通气。

## 第六节 支气管哮喘

支气管哮喘（bronchial asthma）简称哮喘，是多种细胞和细胞组分共同参与的气道慢性炎症性疾病，临床表现为反复发作的喘息、气促、胸闷或咳嗽等症状，常在夜间和（或）清晨加剧，多数患儿可经治疗缓解或自行缓解。是儿童时期最常见的慢性呼吸道疾病。

哮喘的病因和发病机制极为复杂，目前尚未完全清楚，与气道炎症、气道高反应性及免疫、神经、精神和内分泌、遗传学背景等多方面因素有关。

危险因素有：食入过敏原，吸入过敏原、职业粉尘及气体、冷空气，运动和过度通气、强烈的情绪变化、药物、呼吸道感染。

## 一、临床表现

哮喘发作可呈隐匿性或急性。急性起病多发生在接触过敏原之后，患儿可有鼻痒、流涕、喷嚏，之后出现咳嗽和喘息。咳嗽和喘息呈阵发性发作，以夜间和清晨为重。患儿发作时典型表现为烦躁不安、面色苍白、大汗淋漓、鼻翼扇动、口唇青紫，年长儿呈端坐呼吸。发作时表现为呼吸急促、呼吸困难，呼气相延长，可伴有喘鸣音。

体格检查可见桶状胸、三凹征，肺部满布哮鸣音，严重者气道广泛堵塞，哮鸣音反而消失，称“闭锁肺”，是哮喘最危险的体征。

青少年可出现运动时胸闷、咳嗽或呼吸困难，称为运动性哮喘。

儿童慢性或反复性咳嗽有时可能是哮喘唯一的症状，常在清晨或夜间发作，运动也可加重咳嗽，称为咳嗽变异性哮喘。

## 二、辅助检查

1. 实验室检查　哮喘发作时嗜酸性粒细胞可增高，$>0.3\times10^9/L$。

2. 胸部X线检查　急性期胸部X线可正常或有肺气肿、间质浸润或肺不张。诊断本病均应摄胸片以排除肺实质病变、先天异常、气道异物等征象。

3. 肺功能检查　适用于5岁以上的患儿。主要用第一秒用力呼气量占用力肺活量的百分率（$FEV_1/FVC$），及呼气流量峰值（PEF）进行检查。疑似患儿可行支气管激发试验。

4. 过敏原测试　用多种吸入性过敏原或食物性过敏原提取液所做的过敏源皮肤试验是确诊过敏反应的首要工具，提示患者对该过敏原是否过敏。

5. 其他　呼出气一氧化氮浓度测定等。

## 三、诊断

1. 儿童哮喘诊断标准

（1）反复发作喘息、气促、胸闷和咳嗽，多与接触过敏原、冷空气、理化因素刺激、呼吸道感染、运动等有关。

（2）发作时在双肺可闻及散在或弥漫性以呼气相为主的哮鸣音，呼气相延长。

（3）支气管舒张剂有明显疗效。

（4）除外其他疾病引起的喘息、气促、胸闷和咳嗽。

（5）对于临床表现不典型的患儿，可酌情采用支气管舒张试验，若阳性可诊断为哮喘。

2. 咳嗽变异型哮喘诊断标准

（1）咳嗽持续>4周，常在夜间和（或）清晨发作，以干咳为主，临床上无感染征象，或经较长时间抗生素治疗无效。

（2）支气管舒张剂诊断性治疗有效。

（3）个人或一级、二级亲属有家庭过敏史、家族哮喘病史，过敏原检测阳性。

（4）排除其他原因引起的慢性咳嗽。

## 四、鉴别诊断

1. 以哮喘为主要症状的应与以下疾病鉴别：毛细支气管炎、肺结核、气道异物、支气管狭窄或软化、心源性哮喘、纵隔疾病（恶性淋巴瘤、神经母细胞瘤、畸胎瘤、胸腺瘤和胸腺肥大）、咽喉部疾病（咽后壁脓肿、扁桃体肥大、急性喉炎、喉软骨软化病和喉璞）。

2. 以咳嗽变异型哮喘为主的应与以下疾病鉴别：支气管炎、鼻炎、鼻窦炎、鼻后滴流综合征、胃食管反流、支气管扩张和嗜酸性粒细胞支气管炎。

## 五、治疗

全球哮喘防治创议（The Global Initiative for Asthma，GINA）方案是防治哮喘的重要指南。

1. 治疗原则　长期、持续、规范和个体化。

（1）急性发作期：快速缓解症状、抗炎、平喘。

（2）慢性持续期：长期控制症状、抗炎、降低气道高反应性、防止气道重塑、避免触发因素、做好自我管理。

2. 治疗目标　有效控制急性发作症状，并维持最轻的症状，甚至无症状；防止症状反复或加重；尽可能将肺功能维持在正常水平或接近正常水平；防止发生不可逆的气流受限；保持正常活动（包括运动）能力；避免药物不良反应；防止因哮喘而死亡。

3. 常用药物

（1）急性发作期缓解药物：如 $\beta_2$ 受体激动剂、全身糖皮质激素、短效茶碱。

（2）缓解期控制药物：如白三烯调节剂、吸入性糖皮质激素等。

## 六、管理及教育

1. 避免过敏原和触发危险因素。

2. 加强教育与系统管理。

3. 预防呼吸道感染。

4. 哮喘患儿的心理教育。

## 七、预后

儿童哮喘的预后与起病年龄、病情轻重、病程长短、治疗方法及家族史有关。病死率不高，经正规治疗后，60%～80% 的患儿青春期前后完全缓解。

（徐丽梅）

# 第八章 心血管系统疾病

## 第一节 先天性心脏病

### 一、先天性心脏病概述

先天性心脏病（congenital heart disease，CHD）是胎儿时期心脏及大血管发育异常而造成的畸形，是儿童最常见的心脏病。据统计，我国每年有10万～15万患先天性心脏病的新生儿出生。

近些年来，儿童心血管疾病研究工作取得了很大进展，先天性心脏病的根治手术效果大为提高，对某些复杂心脏畸形亦能在婴儿期甚至新生儿期进行手术，先天性心脏病的预后已大为改观。

#### （一）病因

在胎儿心脏发育阶段（尤其是第2～8周），任何内在和外来因素影响了胚胎的发育，使心脏某一部分发育停顿或异常，即可造成各种先天性心脏畸形。

1. 内在因素　主要与遗传有关，可为染色体异常或多基因突变引起，故同一家庭中可有数人同患某一种先天性心脏病。

2. 外在因素　主要为宫内感染，尤其是母亲妊娠早期患病毒感染（如风疹、流行性感冒、流行性腮腺炎、柯萨奇病毒感染等），其他如孕母缺乏叶酸，接触放射线，服用药物（抗癌药、抗癫痫药等），代谢性疾病（糖尿病、高钙血症、苯丙酮尿症等），宫内缺氧等均可能与发病有关。

#### （二）分类

先天性心脏病的种类很多，可有两种以上畸形并存，根据左、右两侧及大血管之间有无分流分为三大类。

1. 左向右分流型（潜伏青紫型）　如室间隔缺损、动脉导管未闭和房间隔缺损等。

2. 右向左分流型（青紫型）　如法洛四联症和大动脉转位等。

3. 无分流型（无青紫型）　如肺动脉狭窄和主动脉缩窄等。

### 二、常见先天性心脏病

#### （一）房间隔缺损

房间隔缺损（atrial septal defect）是儿童时期常见的先天性心脏病，占先天性心脏病的5%～10%，也是成人时期最常见的先天性心脏病。

1. 临床表现

（1）症状 房间隔缺损的症状与缺损大小相关，缺损小的可无症状；缺损较大者儿童期可表现为乏力，体形瘦长，面色苍白，活动后气促，易患呼吸道感染；严重者早期发生心力衰竭，当哭闹、肺炎或心力衰竭时可出现青紫。

（2）体征 多数患儿在婴幼儿期无明显体征，2~3岁后心脏增大，心前区较饱满，右心搏动增强，触诊心前区有抬举冲动感，少数可出现震颤。

2. 辅助检查

（1）X线检查 右心房、右心室、肺动脉可扩大，可有“肺门舞蹈”征，心影略呈梨形。

（2）心电图检查 电轴右偏，右心房和右心室肥大。PR间期可延长，少数可有P波高尖。

（3）超声心动图检查 右心房、右心室及其流出量扩大，室间隔与左心室后壁呈矛盾运动。

（4）心导管检查 当临床资料与诊断不一致，或怀疑有肺动脉高压存在时，需做心导管检查。

3. 预后及并发症 继发孔型房间隔缺损在儿童时能较好地耐受，通常到20岁左右才有症状。肺动脉高压、房性心律失常、三尖瓣或二尖瓣关闭不全及心力衰竭是晚期的表现。

4. 治疗 $<3$ mm的房间隔缺损多在出生后3个月内自然闭合，$>8$ mm的房间隔缺损一般不会自然闭合。房间隔缺损分流量较大的需手术治疗，一般可在3~5岁时手术治疗。反复呼吸道感染、发生心力衰竭或合并肺动脉高压者应尽早手术治疗。

**（二）室间隔缺损**

室间隔缺损（ventricular septal defect）是先天性心脏病中最常见的类型，约占我国先天性心脏病的50%。

1. 临床表现 小型缺损可无症状，一般活动不受限制，生长发育不受影响。中型及大型室间隔缺损在新生儿后期及婴儿期可出现喂养困难，多汗，体重不增，反复呼吸道感染，出生后半年内常发生心力衰竭。

体格检查心界扩大，胸骨左缘第3、4肋间可闻及Ⅲ~Ⅳ级粗糙的全收缩期杂音。心尖区可闻及舒张期隆隆样杂音。

2. 辅助检查

（1）X线检查 中型缺损心影增大，肺野充血；大型缺损心影明显增大，肺动脉段明显突出，肺野明显充血。

（2）心电图检查 小型缺损心电图可正常或表现为轻度左心室肥大，而大型缺损多出现左、右心室肥大。

（3）超声心动图检查 可探查室间隔缺损的部位、大小和数目。

（4）心导管检查 若有重度肺动脉高压、主动脉瓣脱垂、继发性右心室漏斗部狭窄或合并其他心脏畸形时才需做该检查。

3. 预后及并发症 25%~40%的小型室间隔缺损可在3~4岁之内自然闭合。心内膜炎、充血性心力衰竭和继发性肺动脉漏斗部狭窄是常见的并发症。

4. 治疗　有临床症状如反复呼吸道感染和充血性心力衰竭时，需抗感染、强心、利尿、扩血管等内科治疗。必要时手术治疗。

**（三）动脉导管未闭**

动脉导管未闭（patent ductus arteriosus，PDA）为儿童先天性心脏病常见类型，占先天性心脏病发病总数的15%。胎儿期动脉导管被动开放，出生后，动脉导管逐渐关闭，大约15 h即发生功能性关闭，80%在出生后3个月解剖性关闭，1年内应完全关闭。若持续开放，即称动脉导管未闭。

1. 临床表现

（1）症状　动脉导管粗大者可有反复呼吸道感染、气急、喂养困难及生长发育落后等。

（2）体征　胸骨左缘上方有一连续性“机器”样杂音，占整个收缩期与舒张期。当肺动脉压超过主动脉压时，患儿可出现差异性青紫（双下肢青紫明显，左上肢有轻度青紫，右上肢正常）。

2. 辅助检查

（1）心电图检查。

（2）X线检查。

（3）超声心动图检查。

（4）心导管检查。

（5）心血管造影。

3. 并发症　感染性动脉炎、充血性心力衰竭、心内膜炎等是本病常见的并发症。少见的并发症有肺动脉和动脉导管瘤样扩张、动脉导管钙化及血栓形成。

4. 治疗　为防止心内膜炎，应有效治疗和控制心功能不全及肺动脉高压，不同年龄、不同大小的动脉导管均应手术或经介入方法予以关闭。

**（四）法洛四联症**

法洛四联症（tetralogy of Fallot，TOF）是1岁后最常见的青紫型先天性心脏病，占所有先天性心脏病的10%～15%。

法洛四联症由四种畸形组成：①右心室流出道梗阻。②室间隔缺损。③主动脉骑跨。④右心室肥厚。

1. 临床表现

（1）青紫　为其主要表现。多见于唇、指（趾）甲床、球结膜等部位。因血氧含量下降，活动耐力差，稍一活动（如啼哭、情绪激动、体力劳动、寒冷等）即可出现气急及青紫加重。

（2）蹲踞症状　患儿多有蹲踞症状，每于行走、游戏时，常主动下蹲片刻。不会行走的小婴儿，常喜欢大人抱起，双下肢呈屈曲状。

（3）阵发性缺氧发作　多见于婴儿，发生的诱因为吃奶、哭闹、情绪激动、贫血、感染等。表现为阵发性呼吸困难，严重者可引起突然昏厥、抽搐，甚至死亡。年长儿常诉头痛、头昏。

（4）杵状指（趾）　表现为指（趾）端膨大如鼓槌状。

患儿生长发育一般较迟缓，智能发育亦可能稍落后于正常儿。心前区略隆起，胸骨左缘第2、3、4肋间可闻及Ⅱ～Ⅲ级粗糙喷射性收缩期杂音，肺动脉第2心音减弱或响亮单一。

2. 辅助检查

（1）血液检查 周围血红细胞计数和血红蛋白浓度明显增高，血细胞比容也增高。

（2）X线检查 典型者前后位心影呈“靴状”。

（3）心电图检查 电轴右偏、右心室肥大，狭窄严重者出现S–T段和T波异常。

（4）超声心动图检查 主动脉骑跨于室间隔上，右心室室壁增厚、右心室流出道狭窄。

（5）心导管检查 部分患者需要行心导管检查。

（6）心血管造影检查 显示肺动脉狭窄的部位和程度以及肺动脉分支的形态。

3. 并发症 法洛四联征患者易发生以下几种并发症：由于缺氧，红细胞生成增多，血液黏稠，血流缓慢，可引起栓塞，其中脑血栓多见，若为细菌性血栓则可发生脑脓肿。细菌性心内膜炎多见。

4. 治疗

（1）一般护理 平时应经常饮水，预防感染，及时补液，防治脱水和并发症。婴幼儿则需精心护理，以免引起阵发性缺氧发作。

（2）缺氧发作的治疗 发作轻者使其取胸膝位即可缓解，重者应立即吸氧，适当镇静镇痛、纠正酸中毒，经常有缺氧发作者，可口服普萘洛尔（心得安）。平时应去除引起缺氧发作的诱因，如贫血、感染。

（3）手术治疗 经上述处理后仍不能有效控制发作者，应考虑急症外科手术修补。

# 第二节 心律失常

心律失常（cardiac arrhythmia）是由心脏的心肌细胞兴奋性、传导性和自律性等电生理发生改变导致的。儿科的心律失常可以是先天性的，也可以是获得性的（如风湿热、心肌炎，毒物、毒素，药物或心脏手术后）。心律失常的主要危险是由此产生的严重心动过缓或心动过速可导致血流动力学改变，而引起晕厥或猝死。

## 一、期前收缩

期前收缩（premature beat）是由心脏异位兴奋灶发放的冲动所引起，为儿童时期最常见的心律失常。

### （一）病因

期前收缩常见于无器质性心脏病的儿童。可由疲劳、紧张、自主神经功能不稳定等所引起，也可发生于心肌炎、先天性心脏病或风湿性心脏病患儿。药物中毒以及缺氧、酸碱平衡失调、电解质失衡（低血钾）、心导管检查、心脏手术等也可引起期前收缩。

### （二）临床表现

儿童的症状较成人为轻，常缺乏主诉。年长儿可述有心悸、胸闷和其他不适。有些患儿在运动后心率增快时期前收缩减少，但也有反而增多者。后者提示可能同时有器质性心脏病存在。

### （三）辅助检查

心电图检查：为了明确诊断，了解期前收缩的性质，必须作心电图检查。

### （四）治疗

必须针对基本病因治疗原发病。有些患儿不需用药治疗，期前收缩可自行消退。必要时可服用普罗帕酮或普萘格尔等 β 受体阻滞剂以抗心律失常。

## 二、阵发性室上性心动过速

阵发性室上性心动过速（paroxysmal supraventricular tachycardia）简称室上速，多见于无器质性心脏病者，可因呼吸道感染、情绪激动、疲劳诱发；也可发生于某些器质性心脏病、心肌炎、洋地黄中毒、电解质失衡、心导管检查及心脏手术后。

### （一）临床表现

阵发性室上性心动过速突然发生，突然停止。患儿常突然烦躁不安，面色青灰，皮肤湿冷，呼吸增快，脉搏细弱，常伴有干咳，有时呕吐。年长患儿可诉心悸、心前区不适、头晕等。发作时心率突然增快，在 160～300 次 /min 之间，一次发作可持续数秒钟至数日。听诊时第一心音强度完全一致，发作时心律较固定而规则为本病的特征。

### （二）辅助检查

1. X 线检查　取决于原来有无心脏器质性病变和心力衰竭。

2. 心电图检查　P 波形态可较正常时小。QRS 波形态同窦性。可有暂时性 ST 段及 T 波改变。部分患儿在发作间歇期可有预激综合征的表现。

### （三）治疗

1. 兴奋迷走神经终止发作　对无器质性心脏病和心力衰竭者，可用压舌板或手指刺激咽部使之产生恶心、呕吐或使患儿深吸气后屏气。如上述处理无效时，可试用压迫颈动脉窦法、潜水反射法。

2. 药物治疗　以上方法无效或当即有效但很快复发时，可考虑下列药物治疗：①洋地黄类药物。② β 受体阻滞剂，可试用普萘洛尔。③选择性钙拮抗剂。④因增加心脏后负荷，需慎用升压药物。

3. 电学治疗　对个别药物疗效不佳者，可考虑用直流电同步电击转律。

4. 射频消融术　药物治疗无效，发作频繁，逆向型房室折返性心动过速可考虑使用此方法。

## 三、室性心动过速

室性心动过速（ventricular tachycardia）是指由起源于希氏束分叉处以下的 3 个以上宽大畸形 QRS 波组成的心动过速。可由心脏手术、心导管检查、严重心肌炎、先天性心脏病、感染、缺氧、电解质失衡等引起。

### （一）临床表现

患儿呼吸急促、面色苍白、烦躁不安。年长患儿可诉乏力、心悸、头晕，心前区疼痛，严重者可有晕厥、抽搐、休克、充血性心力衰竭、猝死。

### （二）辅助检查

心电图特征为：①心室率常在 150～250 次 /min 之间，QRS 波宽大畸形，时限增宽。② T 波方向与 QRS 波主波相反。③ QT 间期多正常。④心房率较心室率缓慢。

**（三）治疗**

药物可选用利多卡因。伴有血压下降或心力衰竭者首选同步直流电击复律，转复后再用利多卡因维持。预防复发可口服美西律、普罗帕酮、莫雷西嗪。

## 四、房室传导阻滞

房室传导阻滞是指因房室传导系统某部位的不应期异常延长，激动心房向心室传播过程中传导延缓或部分甚至完全不能下传的现象。临床上可分为一度、二度和三度房室传导阻滞。

**（一）病因**

病因有急性感染、心肌炎、心肌病、电解质失衡、洋地黄中毒或其他药物中毒及心脏手术。有时健康儿童亦可出现一度房室传导阻滞。

**（二）临床表现**

一度房室传导阻滞临床一般无症状，不影响原有的心率及心律。临床听诊，除第一心音较低钝外，并无其他特殊体征。

二度房室传导阻滞临床表现可无症状或因心室率过缓引起心悸、头晕等，听诊时可发现心律不齐，脱漏搏动。

三度房室传导阻滞先天性者部分可无症状，重者因心排血量减少而觉乏力、眩晕，活动时气短。最严重的表现为阿－斯综合征发作，知觉丧失，甚至发生死亡。某些患儿则表现为心力衰竭。

**（三）治疗**

1. 一度房室传导阻滞应着重去除病因，不需用抗心律失常药，预后较好。

2. 二度房室传导阻滞的治疗应针对原发疾病。当心室率过缓、心排血量减少时可用阿托品、异丙肾上腺素治疗。

3. 三度房室传导阻滞有心功能不全症状或阿－斯综合征表现者需积极治疗。纠正缺氧与酸中毒可改善传导功能。可口服阿托品、麻黄碱或异丙肾上腺素舌下含服，重症者应用阿托品皮下或静脉注射，异丙肾上腺素持续静脉滴注。

具备以下条件的患儿应安装起搏器：反复发生阿－斯综合征，药物治疗无效或伴心力衰竭者。

# 第三节 病毒性心肌炎

病毒性心肌炎是指病毒感染引起的局灶性或弥漫性心肌间质炎性渗出和心肌纤维化或坏死，有的可伴有心包或心内膜炎症改变。

## 一、病因

引起儿童心肌炎的病毒以柯萨奇病毒 B1～6 型最为常见。

## 二、临床表现

1. 症状 部分患儿起病隐匿，有乏力、活动受限、心悸、胸痛症状，少数重症患儿可突然发生严重心律失常、心力衰竭及心源性休克，继而可发展为多器官衰竭，引起猝死或数日内死亡。

2. 体征　心脏有轻度扩大，伴心动过速或心动过缓、心音低钝及奔马律，重症患儿可突然发生心源性休克，脉搏细弱，血压下降。

## 三、辅助检查

1. 心电图检查　缺乏特异性。可见严重的心律失常，或T波降低、ST段改变，需动态观察。

2. 心肌损害血生化指标　常见磷酸激酶（CPK）、血清乳酸脱氢酶（SLDH）同工酶、心肌肌钙蛋白（cTnI或cTnT）阳性。

3. 超声心动图检查　可显示心房、心室的扩大，心室收缩功能受损程度，明确有无心包积液以及瓣膜功能。

4. 病毒学诊断　疾病早期可从咽拭子、咽冲洗液、粪便、血液中分离出病毒。

5. 心肌活检　是诊断的金标准。

## 四、诊断

病毒性心肌炎的诊断标准如下

1. 临床诊断依据

（1）心功能不全、心源性休克或心脑综合征。

（2）心脏扩大。

（3）心电图改变，有较严重的心律失常或ST段压低、T波低平或倒置持续4天以上。

（4）肌酸激酶同工酶（CK-MB）升高或心肌肌钙蛋白（cTnI或cTnT）阳性。

2. 病原学诊断指标

（1）确诊指标：自心内膜、心肌、心包（活检、病理）或心包穿刺液检查发现以下之一者可确诊为病毒性心肌炎：①分离到病毒。②用病毒核酸探针查到病毒核酸。③特异性病毒抗体阳性。

（2）参考依据：有以下之一者结合临床表现可考虑心肌炎由病毒引起。①自粪便、咽拭子或血液中分离到病毒。②病程早期血中特异性IgM抗体阳性。③用病毒核酸探针自患儿血中查到病毒核酸。

（3）确诊依据：具备临床诊断依据两项，可临床诊断。发病同时或发病前1～3周有病毒感染的证据支持诊断。①同时具备病原学确诊依据之一者，可确诊为病毒性心肌炎。②具备病原学参考依据之一者，可临床诊断为病毒性心肌炎。

## 五、鉴别诊断

应除外风湿性心肌炎、中毒性心肌炎、先天性心脏病、心肌病、甲亢性心肌病、心内膜弹力纤维增生症、先天性房室传导阻滞、心脏自主神经功能异常等疾病。

## 六、治疗

1. 一般治疗　休息、低盐饮食、限制入液量、防止感染。

2. 药物治疗

（1）抗病毒治疗。

（2）改善心肌营养：1,6- 果糖二磷酸，大剂量维生素、泛醌（辅酶 Q10）。

（3）大剂量丙种球蛋白。

（4）皮质激素：通常不主张使用。对危重型病人可用氢化可的松。

（5）其他治疗：可根据病情联合应用利尿剂、洋地黄和血管活性药物，注意补充氯化钾，以避免洋地黄中毒。

（6）心律失常治疗：参见本章第三节。

（何瑞堂）

# 第九章　消化系统疾病

## 第一节　概　　论

### 一、口腔

口腔具有吸吮、吞咽、咀嚼、消化、味觉、感觉和语言等功能。婴幼儿口腔发育不成熟，易受损伤和发生炎症。婴儿不能及时吞咽唾液腺分泌的全部唾液，随着唾液的分泌增加，常发生生理性流涎。

### 二、食管

婴儿的食管呈漏斗状，发育不成熟，神经肌肉协调功能差，易出现胃食管反流，多发生在进食后，夜间及空腹时也有发生。若咽下过多的空气，易发生溢乳。

### 三、胃

胃在婴儿期略呈水平位，站立行走后逐渐直立。胃酸及各种消化酶的分泌比成人少，酶活性相对低下，消化食物能力差。胃平滑肌发育不完善，在食物填充下易发生扩张。幽门括约肌发育相对较好，贲门和胃底部肌张力低，故易发生幽门痉挛而出现呕吐。

### 四、肠

与成人相比，儿童肠管相对较长。小肠和大肠具有不同的生理功能。小肠的主要功能是运动、消化、吸收及免疫。大肠则起到储存食物残渣，进一步吸收水分及形成粪便的作用。肠扭转和肠套叠是常见的儿科急症，不及时处理往往危及患儿生命。儿童肠壁较成人薄，屏障功能差，通透性高，肠内毒素、消化代谢产物等过敏原易通过肠黏膜吸收进入体内，引起感染及过敏性疾病。婴幼儿大脑皮质功能发育不成熟，进食时常引起胃–结肠反射而产生便意，故大便次数多于成人。

### 五、肝

婴儿肝细胞再生能力强，较少发生肝硬化。易受各种不利因素（如缺氧、感染、药物等）的影响而导致肝细胞发生肿胀、脂肪浸润、变性、坏死而影响其正常功能。

### 六、胰腺

胰腺的主要功能是分泌胰液，从而促进食物的消化和吸收。胰液分泌量随年龄增长而增加。胰液含有多种消化酶，胰蛋白酶最先产生，故新生儿消化蛋白质能力较好。胰淀粉酶最后产生，出生后 3 个月活性逐渐增高，2 岁达到成人水平，故不宜过早添加淀粉类辅食。

### 七、肠道细菌

胎儿期肠道是无菌的，出生后受食物成分影响，逐渐建立肠道菌群。单纯母乳喂养儿以双歧杆菌为主，人工喂养和混合喂养儿肠道内各种细菌（大肠埃希菌、乳酸杆菌、双歧杆菌、肠球菌）比例几乎相等。正常肠道菌群具有参与免疫调节、促进黏膜发育以及肠道营养代谢等作用，对侵入肠道的致病菌有一定拮抗作用。婴幼儿肠道正常菌群易受许多内外界因素影响而致菌群失调，从而引起消化功能失调。

### 八、健康婴儿粪便

母乳喂养的婴儿粪便形成时间平均为 13 h，大便平均每天 2 ~ 4 次；人工喂养者平均为 15 h，大便每天 1 ~ 2 次。

## 第二节 胃 炎

### 一、定义

胃炎（gastritis）可分为急性和慢性两种，是指各种致病因子引起的胃黏膜或胃壁的炎性病变。临床上慢性胃炎发病率较高。

### 二、病因

1. 急性胃炎 又称急性胃黏膜损伤，是由全身危重疾病、毒物、腐蚀性物质、细菌及其毒物污染的食物、药物（非甾体抗炎药）、情绪波动及精神紧张等应激因素导致的胃黏膜的急性损伤。

2. 慢性胃炎 以慢性浅表性胃炎最常见。可能与幽门螺杆菌（*helicobacter pylori*，Hp）感染、胆汁反流、长期服用刺激性药物及食物、精神紧张、遗传等因素相关。

### 三、临床表现

1. 急性胃炎 急性起病，轻则食欲缺乏、腹痛、恶心、呕吐，重则消化道出血、内环境失调，甚至危及生命。

2. 慢性胃炎 反复发作的无规律性腹痛。疼痛部位多位于上腹部及脐部，部分患儿疼痛位置不固定。表现为间歇性隐痛、钝痛，甚至剧烈绞痛。呕血及黑便见于胃黏膜糜烂出血者。

### 四、辅助检查

1. 胃镜检查 首选，为最可靠的诊断手段。

2. 幽门螺杆菌检测 Hp 感染是胃炎的重要病因。

## 五、诊断及鉴别诊断

根据病史、临床表现、体格检查、胃镜及病理学检查基本可以确诊。注意要与外科急腹症及肠痉挛、肠蛔虫症、腹型过敏性紫癜、心理因素所致的再发性腹痛相鉴别。

## 六、治疗

1. 急性胃炎

（1）一般治疗：注意休息，去除诱因，治疗原发病，避免服用刺激性药物及食物，维持内环境稳定。

（2）药物治疗：①抑酸药物：$H_2$受体拮抗剂，如法莫替丁、西咪替丁；质子泵抑制剂，如奥美拉唑。②胃黏膜保护剂：蒙脱石散、硫糖铝等。

2. 慢性胃炎

（1）一般治疗：避免情绪波动，养成良好的饮食及生活习惯。

（2）药物治疗：①抗幽门螺杆菌治疗：有 Hp 感染者，需根除 Hp 治疗。常用药物：阿莫西林、克拉霉素、甲硝唑。目前采用质子泵抑制剂 + 上述抗生素中的两种根除 Hp，疗程 2 周。②胃黏膜保护剂：硫糖铝、蒙脱石散。③抑制胃酸分泌：西咪替丁、法莫替丁。④胃肠动力药：有腹胀、呕吐、胆汁反流症状者可用多潘立酮、莫沙必利。

# 第三节　消化性溃疡

## 一、定义

发生在胃及十二指肠的溃疡即为消化性溃疡（peptic ulcer）。胃溃疡（gastric ulcer，GU）及十二指肠溃疡（duodenal ulcer，DU）发病率相近，多见于学龄儿童。婴幼儿常继发于全身性疾病。年长儿则以慢性、原发性 DU 多见，男孩发病率高于女孩，多有家族史。

## 二、病因

本病病因不明，可能与以下因素有关：

1. 胃液对胃及十二指肠黏膜的损伤。
2. 胃及十二指肠黏膜的防御功能降低。
3. Hp 感染。
4. 遗传易感性。
5. 精神因素、全身性危重疾病、饮食、天气等。

## 三、临床表现

年龄越小，症状越不典型。

典型 GU 表现为餐后痛，呈现进食—腹痛—缓解的规律。

典型 DU 表现为饥饿痛、夜间痛，呈现腹痛—进食—缓解的规律。

1. 新生儿期　以继发性溃疡多见，与围生期疾病有关。多急性起病，出现呕血、黑便。

2. 婴儿期 继发性溃疡的首发症状为消化道出血、穿孔。原发性溃疡则以胃溃疡多见，临床则表现为食欲缺乏、呕吐、腹胀、发育迟缓、呕血、黑便等。

3. 幼儿期 常见症状为进食后呕吐，腹痛位于脐周及上腹部，间断发作，夜间及清晨明显。可发生呕血、黑便甚至溃疡穿孔。

4. 学龄前及学龄期 以原发性 DU 多见。

## 四、并发症

本病常见并发症有出血、穿孔、幽门梗阻，部分可出现缺铁性贫血。

## 五、辅助检查

1. 上消化道内镜检查 首选，不仅为诊断方法，出血时还可行内镜下止血治疗。

2. 消化道钡餐 胃和十二指肠壁龛影为消化性溃疡的直接征象。儿童溃疡表浅，检出率较成人低，气钡双重造影效果更佳。

3. Hp 检测 临床常采用非侵入性 $^{13}$C 尿素呼吸试验。

## 六、诊断及鉴别诊断

儿童消化性溃疡症状不典型，且引起腹痛的病因较多，故对于怀疑消化性溃疡者应及时行内镜检查，尽早明确诊断。儿童腹痛还应与腹型过敏性紫癜、肠痉挛、功能性腹痛、消化道感染等疾病鉴别。呕血需与咯血相鉴别，新生儿期的呕血应警惕咽下综合征、先天性消化道畸形等。便血则应与梅克尔憩室、肠套叠、血液系统疾病等相鉴别。

## 七、治疗

本病的治疗目标为：改善临床症状，促进溃疡愈合、防止复发，积极预防并发症。

1. 一般治疗 养成良好的生活习惯及作息时间，保持情绪稳定，避免食用刺激性食物及药物。

2. 内科保守治疗 抑制胃酸分泌，中和胃酸，保护胃肠黏膜，抗 Hp 治疗（详见第二节）。

3. 外科手术治疗 一般不需要手术，当出现溃疡急性穿孔、难以控制的出血以及瘢痕性幽门梗阻经内科保守治疗 72 h 无效者应考虑手术治疗。

# 第四节 腹 泻 病

## 一、定义

腹泻病（diarrhea）是一组临床综合征，以多因素导致大便次数较平时增多及性状改变为特点。

本病多见于 6 个月至 2 岁婴幼儿。根据病程长短，可分为急性腹泻病（2 周以内）、迁延性腹泻病（2 周 ~ 2 个月）和慢性腹泻病（大于 2 个月）。

婴幼儿消化系统发育不成熟、消化功能差、营养需求多、肠道负担重、机体防御功能差、肠道菌群失调以及人工喂养等，均是婴幼儿腹泻病的易感因素。

## 二、病因

1. 感染因素　以病毒、细菌感染多见，真菌、寄生虫感染也可引起腹泻。

（1）病毒：轮状病毒最常见。腺病毒、星状病毒、柯萨奇病毒、埃可病毒、冠状病毒也可引起腹泻。

（2）细菌：大肠埃希菌、空肠弯曲菌、嗜水气单胞菌、耶尔森菌、沙门菌、梭状芽孢杆菌、金黄色葡萄球菌、铜绿假单胞菌、变形杆菌等均可引起腹泻。

（3）真菌：念珠菌、曲霉菌、毛霉均可引起腹泻，白念珠菌性肠炎在婴儿期多见。

（4）寄生虫：阿米巴原虫、隐孢子虫、贾第鞭毛虫是常见引起腹泻的病原体。

（5）肠道外感染：其他部位感染性疾病也可出现腹泻，可能与发热、毒素的释放有关。

（6）抗生素相关性腹泻：长期大剂量使用抗生素引起肠道正常菌群减少，致肠道菌群紊乱，加上某些抗生素可降低糖类的转运及乳糖酶的水平，以及一些耐药性细菌的繁殖，可引起药物较难控制的肠炎。

2. 非感染因素　喂养不当、牛奶蛋白过敏、原发或继发性乳糖酶缺乏，均可引起腹泻。气候变化也是引起腹泻的病因之一。

## 三、临床表现

1. 轻型腹泻病　无脱水及全身中毒症状，多在数日内痊愈。以胃肠道症状为主，食欲缺乏，偶有溢乳或呕吐，大便次数增多，但每次大便量不多，大便水分增多，呈黄色或黄绿色，有酸味，有未消化奶瓣。

2. 重型腹泻病　除有较重的胃肠道症状外，还有较明显的脱水、电解质失调和全身感染中毒症状，如发热、精神烦躁或委靡、嗜睡，甚至昏迷、休克而危及生命。

## 四、辅助检查

1. 大便检查，如大便常规 + 潜血、轮状病毒检测、大便培养。
2. 血气分析。
3. 血常规、C 反应蛋白、降钙素原。
4. 肝肾功能、心肌酶、电解质、尿常规。
5. 腹部 B 超、腹部立位 X 线片（必要时）。

## 五、诊断及鉴别诊断

根据发病季节、病史（喂养史、流行病学资料）、临床表现和大便次数及性状改变，腹泻病诊断不难。重点在于准确判定有无脱水征，脱水的程度、性质，有无电解质失调及酸碱失衡。临床上可根据大便常规中白细胞的数量将腹泻分为两种类型。

1. 大便常规无白细胞或白细胞少　为病毒、非侵袭性细菌或喂养不当引起的腹泻，多为水样便，无黏液及血丝，有时伴脱水症状。也可见于生理性腹泻，以及各种导致小肠消化吸收功能障碍的疾病，如过敏性腹泻、双糖酶缺乏等。

2. 大便常规有较多白细胞　由各种侵袭性细菌感染，引起结肠和回肠末端的侵袭性炎症，仅凭临床表现难以区别感染细菌类型，必要时应进行大便细菌培养、细菌血清型和毒性检测。需注意与细菌性痢疾、坏死性肠炎鉴别。

## 六、治疗

本病治疗原则为：调整饮食，预防和纠正脱水，合理应用药物（抗生素、益生菌、补锌、保护胃肠黏膜），加强护理，预防并发症。

1. 急性腹泻的治疗

（1）饮食疗法：继续饮食可满足生理需要，补充疾病消耗，缩短病程，应根据个体消化吸收功能和平时的饮食习惯进行合理调整。母乳喂养者继续哺乳，可给予原来已经熟悉的食物，不加新的辅食。人工喂养者可继续配方奶喂养，病毒性肠炎多有继发性乳糖酶缺乏，对疑似病例可予去乳糖配方奶粉以减轻腹泻，缩短病程。怀疑或确诊牛奶蛋白过敏者，予部分或深度水解蛋白奶粉喂养。严重呕吐者可暂时禁食 4～6 h（不禁水），待好转后继续喂食。

（2）纠正水、电解质及酸碱失衡

1）口服补液：适用于轻、中度脱水而无严重呕吐者。轻度脱水 50 mL/kg，中度脱水 100 mL/kg，4 h 内用完，少量多次缓慢口服效果更好。继续补充量根据继续丢失量而定，一般每次大便后口服 10 mL/kg。目前市售口服补液盐为口服补液盐Ⅱ、Ⅲ号。Ⅱ号：1 包加入 500 mL 温水。Ⅲ号：1 包加入 250 mL 温水。

2）静脉补液：适用于中度以上脱水、吐泻严重不能口服补液或腹胀的患儿。输液的成分、量和速度根据脱水程度和性质决定，同时要注意个体化，结合年龄、营养状况、自身调节功能灵活掌握。

3）补钙、补镁：补液过程中如出现惊厥、手足抽搐，可予 10% 葡萄糖酸钙稀释后缓慢静脉注射。补钙后仍有抽搐时需考虑低镁血症，可予 25% 硫酸镁深部肌内注射，每日 2～3 次，症状消失后停用。

（3）药物治疗

1）合理应用抗生素：非侵袭性细菌感染者，不需用抗生素。危重患儿伴有明显中毒症状不能用脱水解释者，应选用抗生素。黏液脓血便患者多为侵袭性细菌感染，应根据临床特点，经验性选用抗菌药物，再根据大便细菌培养和药物敏感试验结果进行调整。

2）微生态疗法：有助于恢复肠道正常菌群，抑制病原菌定植和侵袭。常用双歧杆菌、酪酸梭菌、布拉酵母菌、枯草杆菌等。

3）肠黏膜保护剂：吸附病原体和毒素，阻止病原微生物的攻击，常用蒙脱石散。

4）减少肠液分泌：消旋卡多曲。

5）慎用止泻剂：因止泻剂可抑制胃肠动力，增加细菌繁殖和毒素的吸收，对于感染性腹泻会加重病情。

6）补锌：可缩短病程，减少复发。6 个月以上婴儿给予元素锌 20 mg/d，6 个月以下者给予元素锌 10 mg/d，疗程 10～14 d。

2. 迁延性及慢性腹泻治疗　常伴有营养不良和其他并发症，故以综合治疗为主。积极寻找病因，切忌滥用抗生素。积极防治各种并发症。

（1）母乳喂养：继续母乳喂养，保证足够热量。

（2）配方奶粉喂养：乳糖不耐受者选用去乳糖配方奶粉。

（3）过敏性腹泻：患儿在应用无双糖饮食后腹泻仍不改善时，需考虑牛奶蛋白过敏，可改为部分水解蛋白奶粉或氨基酸奶粉喂养。

（4）静脉营养：少数严重患儿不能耐受口服营养物质者，可采用全静脉营养。好转后改为口服。

（5）药物治疗：抗生素用于确诊侵袭性细菌感染患儿，并根据药物敏感试验选用。补充微量元素和维生素有助于肠黏膜的修复。应用微生态制剂和肠黏膜保护剂对肠道菌群的恢复及肠黏膜修复有重要意义。

（6）中医中药。

## 七、预防

1. 提倡母乳喂养，科学添加辅食。
2. 养成良好的卫生习惯，注意乳制品的保存和食具的消毒。
3. 气候变化时，避免过热或受凉，居室要通风。
4. 感染性腹泻者，应积极治疗患儿，做好消毒隔离工作，防止交叉感染。
5. 避免滥用抗生素，对于必须使用抗生素者，应加用微生态制剂，以防止肠道菌群失调所致的腹泻。
6. 疫苗，尚有待进一步研究。

（杨凤琪）

# 第五节　先天性肥厚性幽门狭窄

## 一、定义

先天性肥厚性幽门狭窄是一种新生儿期极为常见的上消化道畸形。表现为幽门肌层肥厚，并压迫幽门管致狭窄，引起上消化道不完全性梗阻。男孩明显多于女孩，为其4～5倍。第一胎多见。

## 二、病因

本症病因尚未明确。

## 三、临床表现

1. 呕吐　多于出生后2～3周开始，由溢奶逐渐加重为喷射性呕吐。
2. 病情进展，逐渐出现慢性脱水和营养不良的表现。

## 四、辅助检查

### （一）影像学检查

1. B超检查　诊断标准为：幽门肌厚度≥4 mm，幽门直径＞12 mm，幽门管长度＞15 mm。

2. X线检查　常用稀钡或泛影葡胺造影下检查。

**（二）生化检查**

常有低血氯、低血钾及碱中毒倾向。

## 五、诊断及鉴别诊断

本病根据临床表现、B超等辅助检查不难诊断。但应与先天性幽门闭锁或幽门前隔膜等鉴别。

## 六、治疗

内科保守治疗以营养支持为主，但确诊后应早期手术治疗。

（吴　鑫）

# 第六节 肠 套 叠

## 一、定义

肠套叠是肠管的一部分连同相应的肠系膜套入邻近肠腔内的一种特殊类型的肠梗阻。本病是婴幼儿时期的一种特有疾病，是最常见的婴幼儿急腹症，常见于2岁以下婴幼儿，4～10个月龄为发病高峰年龄。

## 二、病因

肠套叠的病因尚未完全明确，其发病机制公认为肠套叠起点的存在和肠蠕动的紊乱。

## 三、临床表现

儿童肠套叠的临床症状随年龄而有所不同，可分为婴儿肠套叠和儿童肠套叠两类。

**（一）婴儿肠套叠**

1. 四联症：腹痛（哭闹）、呕吐、便血、腹部肿物为本病典型四联症的临床表现。

2. 全身情况　病程早期，患儿一般情况良好；晚期，精神委靡、表情呆钝、嗜睡、脱水、发热，甚至有休克、腹膜炎征象。

**（二）儿童肠套叠**

儿童肠套叠多为继发性，病程较缓慢，呈亚急性不全性肠梗阻。主要表现为腹痛，偶有呕吐，少有血便，腹壁薄者可触及腹部肿物。

## 四、辅助检查

1. 腹部平片　有张力性气液面，显示肠梗阻征象。

2. 钡灌肠检查　可见到钡剂在结肠的套入部受阻，呈杯状或钳状阴影。

3. 空气灌肠　在X线透视下，套叠顶端致密的软组织肿块呈半圆形，向充气的结肠内突出，气柱前端形成杯口影、钳状阴影或球形阴影（图9–1）。

4. B 超检查　对肠套叠具有较高的确诊率。

## 五、诊断

典型肠套叠的四联症结合 X 线及 B 超检查不难诊断，对不典型患儿行 CT 检查，有较高的确诊率。

## 六、鉴别诊断

本病应与细菌性痢疾、腹型过敏性紫癜、梅克尔憩室、蛔虫肠梗阻、肠梗阻肠坏死和直肠脱垂等疾病鉴别。

## 七、治疗

肠套叠治疗分非手术治疗和手术治疗。儿童肠套叠多为原发，以非手术治疗为主。

1. 非手术治疗　非手术治疗儿童肠套叠已成为公认的首选方法，有气体灌肠复位法和钡剂灌肠复位法，气灌肠复位率多达 90% 左右。

2. 手术疗法　对灌肠禁忌者；灌肠复位失败者；肠套叠复发达 3 次以上，疑有器质性病变者；疑为小肠套叠者，考虑手术治疗（图 9–2）。根据病情选择不同的手术方式。

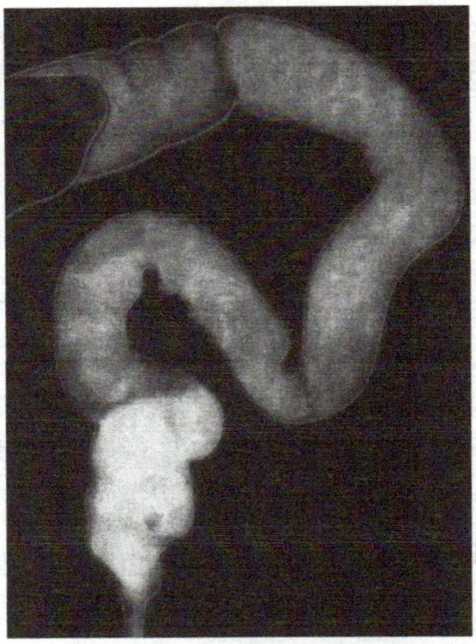

图 9–1　肠套叠 X 线钡灌肠杯口征

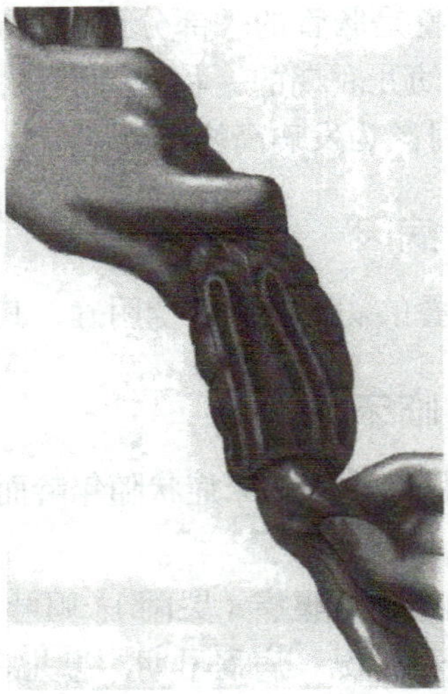

图 9–2　肠套叠手法复位

# 第七节　赫 什 朋 病

## 一、定义

赫什朋病（Hirschsprung disease，HD）或肠无神经节细胞症（aganglionsis）是一种先天性肠病。巨大的结肠是继发性病变，过去曾称为先天性巨结肠。病变肠段多位于直肠或直肠乙状结肠交界处远端，肠壁无神经节细胞，呈持续痉挛状态，无蠕动功能。

## 二、病因

本症原因可能为妊娠早期母体受到病毒感染或受其他环境因素（代谢失调、中毒等）影响而产生了运动神经元发育障碍。

## 三、临床表现

1. 胎粪排出异常　不排胎粪或胎粪排出延迟。

2. 腹胀　约占87%。新生儿期腹胀可突然出现，也可逐步出现，腹部逐渐膨隆，呈蛙形，腹壁静脉怒张，有时可见肠形及肠蠕动波。大龄患儿偶可触及粪石。

3. 呕吐　呕吐随梗阻程度加重而逐渐明显，甚至吐出胆汁或粪便样物。婴儿期常合并低位肠梗阻症状。

4. 肠梗阻　多为低位、不完全性，但随着病情发展可成为完全性肠梗阻。

5. 肛门指检　可以排除直肠肛门畸形。

6. 其他　因反复出现低位肠梗阻，患儿食欲缺乏、营养不良、贫血、抵抗力差，常继发感染，如肠炎、肺炎、败血症甚至肠穿孔等。

## 四、辅助检查

1. 腹立位X线平片　可见淤张、扩大的结肠及液平面。

2. 钡剂灌肠　痉挛肠段肠管细小、僵直，无正常蠕动。扩张段肠管明显增宽。并发结肠炎时，肠黏膜呈锯齿状。

3. 肛管直肠测压检查　直肠肛管松弛反射（RAIR）消失。

4. 酶组织化学检查　可见乙酰胆碱酯酶阳性的副交感神经纤维。

5. 直肠黏膜活检　用特制吸取器，在齿状线上1.5～2 cm处吸取黏膜及黏膜下组织做病理检查。

6. 肠壁全层活检　黏膜下及肌间神经丛神经节细胞缺如、减少及发育不成熟，可以诊断本症，并与赫什朋病同源病鉴别。

## 五、诊断

出生后不排胎粪，胎粪排出或排尽时间延迟，腹胀、呕吐；婴幼儿期便秘反复发作或进行性加重，结合必要的辅助检查可诊断。

## 六、鉴别诊断

新生儿赫什朋病的症状需要与胎粪性便秘、肠闭锁或狭窄、肛门直肠畸形等病鉴别。

## 七、治疗

确诊后根据患儿病情轻重及患儿耐受情况选择不同的手术方式。

（瞿卫华）

# 第十章 泌尿系统疾病

## 第一节 概 论

### 一、解剖特点

**（一）肾**

儿童年龄愈小，肾相对愈重。婴儿肾的位置较低，下极可低至第 4 腰椎水平，2 岁以后始达髂嵴以上。右肾稍低于左肾。婴儿肾表面呈分叶状，2 ~ 4 岁时分叶完全消失。

**（二）输尿管**

婴幼儿输尿管长且弯曲，管壁肌肉和弹力纤维发育不良，易受压、扭曲导致梗阻，易发生尿潴留而诱发感染。

**（三）膀胱**

婴儿膀胱位置比年长儿高，充盈时，膀胱顶部常在耻骨联合之上，顶入腹腔，易触诊，随年龄增长逐渐降至盆腔内。

**（四）尿道**

新生女婴尿道仅长 1 cm（性成熟期 3 ~ 5 cm），且外口暴露靠近肛门，易受细菌感染。男婴尿道虽较长，但常有包茎，尿垢积聚也易引起上行性细菌感染。

### 二、生理特点

肾的重要功能有：①排泄体内代谢终末产物；②调节机体水、电解质、酸碱平衡，维持内环境稳态；③内分泌功能，产生生物活性物质和激素。肾完成生理活动，主要是通过肾小球滤过和肾小管重吸收、分泌及排泄。

儿童肾虽然具备大部分成人肾的功能，但肾功能是由未成熟逐渐发育成熟的。在胎龄 36 周时，肾单位数量已达到成人水平。出生后上述功能已基本具备，但调节能力弱，储备能力差，一般 1 ~ 2 岁时接近正常成人水平。

**（一）肾小球滤过率（GFR）**

新生儿出生时肾小球滤过率低，约为成人的 1/4，早产儿更低。3 ~ 6 个月龄时是成人的 1/2，6 ~ 12 个月龄发育为成人的 3/4，2 岁时基本达到成人水平。

**（二）肾小管重吸收及排泄功能**

新生儿葡萄糖、氨基酸、磷的肾阈较成人低。新生儿排钠能力较差，如输入过多钠，容易发生钠潴留和水肿。低体重儿排钠较多，如补入不足，可导致钠负平衡而致低钠血症。出生后 10 天内的新生儿，钾排泄能力较差，故血钾偏高。

**（三）浓缩和稀释功能**

新生儿及婴幼儿髓袢短、尿素形成量少及抗利尿激素分泌不足，使尿液浓缩功能欠佳，在应激状态下保留水分的能力低于年长儿和成人。脱水时，婴儿尿渗透压最高不超过700 mmol/L，而成人可达1 400 mmol/L，所以婴幼儿入量不足时易发生脱水甚至诱发急性肾功能不全。新生儿及婴幼儿的肾小球滤过率低，大量水负荷或输液过快时易出现水肿。

**（四）酸碱平衡**

新生儿及婴幼儿易发生酸中毒，原因主要有：①肾保留 $HCO_3^-$ 的能力差；②分泌 $NH_3$ 和 $H^+$ 的能力低；③尿中排磷酸盐量少，排出可滴定酸的能力受限。

**（五）内分泌功能**

新生儿的肾已具备内分泌功能，血浆肾素、血管紧张素、醛固酮分泌水平均等于或高于成人，出生后数周逐渐降低。

**（六）排尿及尿液特点**

1. 排尿次数 绝大多数（93%）新生儿在出生后24 h内排尿，约99%在48 h内排尿。出生后前几天，因摄入量少，每日排尿仅4～5次；1周后，因婴儿新陈代谢旺盛，摄入水量较多，排尿可增至每天20～25次；1岁时排尿每天15～16次；至学龄前和学龄期，每天6～7次。

2. 排尿控制 婴儿期正常排尿机制由脊髓反射完成，以后逐渐建立脑干－大脑皮质控制，3岁左右已能控制排尿。

3. 每日尿量 儿童尿量个体差异较大。若新生儿尿量每小时＜1.0 mL/kg为少尿，每小时＜0.5 mL/kg为无尿。学龄儿童每日排尿量少于400 $mL/m^2$，学龄前儿童少于300 $mL/m^2$，婴幼儿少于200 $mL/m^2$ 时为少尿；每日尿量少于50 $mL/m^2$ 为无尿。

4. 尿的性质

（1）尿色：出生后头2～3天尿色深，稍混浊，放置后可有红褐色沉淀（尿酸盐结晶）。数天后尿色变浅。正常婴幼儿尿液淡黄透明，寒冷季节放置后可有盐类结晶析出而变混浊，尿酸盐加热后，磷酸盐加酸后可溶解，可与脓尿或乳糜尿鉴别。

（2）酸碱度：出生后头几天尿内含尿酸盐多而呈强酸性，以后接近中性或弱酸性，pH多在5～7之间。

（3）尿渗透压和尿相对密度：新生儿尿液渗透压平均为240 mmol/L，相对密度为1.006～1.008，随年龄增长逐渐增高；婴儿尿渗透压为50～600 mmol/L，1岁后接近成人水平，儿童通常为500～800 mmol/L，尿相对密度范围为1.003～1.030，通常为1.011～1.025。

（4）尿蛋白：正常儿童尿中仅含微量蛋白，通常≤100 mg/（$m^2$·24 h），随意尿蛋白（mg/dL）/尿肌酐（mg/dL）≤0.2，定性为阴性。若尿蛋白含量＞150 mg/d或＞4 mg/（$m^2$·h），或＞100 mg/L，定性为阳性。

（5）尿细胞和管型：正常新鲜尿液离心后沉渣镜检，红细胞＜3个/HP，白细胞＜5个/HP，偶见透明管型。12 h尿细胞计数：红细胞＜50万，白细胞＜100万，管型＜5 000个为正常。

# 第二节　急性肾小球肾炎

## 一、定义

急性肾小球肾炎（acute glomerulonephritis，AGN）简称急性肾炎，是指一组病因不同，表现为急性起病，多伴前驱感染，以血尿为主，伴不同程度蛋白尿，可有水肿、高血压，或肾功能不全等特点的肾小球疾患。多见于儿童和青少年，以 5 ~ 14 岁多见，男女比例为 2 : 1。可分为急性链球菌感染后肾小球肾炎（APSGN）和非链球菌感染后肾小球肾炎。本节主要描述前者。

## 二、病因

本病病因不同，多因 A 组 β 溶血性链球菌急性感染后引起，其他细菌、病毒和寄生虫等病原体也可导致急性肾炎。

## 三、临床表现

轻者无临床症状，仅见镜下血尿，重者可呈急进性表现，短期内出现肾功能不全。

1. 前驱感染　90% 的病例有链球菌的前驱感染史，以呼吸道及皮肤感染为主要表现。前驱感染后经 1 ~ 3 周的间歇期而急性起病。

2. 典型表现　急性期常有全身不适，如乏力、食欲不振、发热、头痛、头晕、咳嗽、气急、恶心、腹痛及鼻出血等。70% 的病例有水肿，一般累及眼睑及颜面部，重者可遍及全身，呈非凹陷性。50% ~ 70% 的病例有肉眼血尿，1 ~ 2 周后转为镜下血尿。肉眼血尿严重者可伴尿量减少。也可有程度不等的蛋白尿，20% 可达肾病水平。30% ~ 80% 的病例有血压增高。

3. 严重表现　少数患儿在起病 2 周内可出现以下严重症状：

（1）严重循环充血：常发生在起病 1 周内，表现为呼吸困难，端坐呼吸，颈静脉怒张，频繁咳嗽，咳粉红色泡沫痰，两肺满布湿啰音，心脏扩大等症状。

（2）高血压脑病：常在疾病的早期由于脑血管痉挛，导致缺血、缺氧、血管渗透性增高而发生脑水肿。血压可突然升至 160/110 mmHg 以上。患儿诉剧烈头痛、呕吐、复视或一过性失明，甚至出现惊厥、昏迷。

（3）急性肾功能不全：常发生在疾病早期，出现少尿、尿闭等症状，引起氮质血症、电解质失调和代谢性酸中毒，一般持续 3 ~ 5 天。

4. 非典型病例

（1）无症状性急性肾炎：仅有显微镜下血尿或仅有血清 C3 降低，无其他临床症状。

（2）肾外症状性肾炎：水肿、高血压明显，甚至有严重循环充血及高血压脑病，但尿改变轻微或尿液检查正常，可有链球菌前驱感染和血清 C3 水平降低。

（3）肾病综合征型：以急性肾炎起病，水肿和蛋白尿突出，伴低蛋白血症和高胆固醇血症。

## 四、辅助检查

1. 尿常规 尿蛋白明显增高（+~+++），与血尿程度平行，可见透明管型和红细胞管型。

2. 血液检查 外周血白细胞一般轻度升高或正常，红细胞沉降率加快。

3. 肾功能 少尿时尿素氮、肌酐增高。肾小管功能正常。

4. 链球菌感染证据 抗链球菌溶血素 O（ASO）增高。80%~90% 的患者血清 C3 下降，至第 8 周 94% 的患者恢复正常。

## 五、诊断

起病前 1~3 周多有链球菌感染史，起病急，具备血尿、蛋白和管型尿、水肿及高血压等特点，急性期血清 ASO 增高、C3 降低，均可临床诊断急性肾炎。

## 六、治疗

1. 严格休息 绝对卧床休息。

2. 饮食 限盐限水。有氮质血症者限制蛋白质。

3. 抗感染 青霉素治疗 10~14 天。

4. 对症治疗

（1）利尿：氢氯噻嗪，无效时用呋塞米口服或静脉注射。

（2）降血压：硝苯地平、卡托普利（ACEI）两药可交替使用。

5. 严重循环充血的治疗

（1）纠正水钠潴留，可用呋塞米注射。

（2）肺水肿者除一般治疗外可加用硝普钠，用药时严密监测血压，滴注需避光。

（3）难治病例可采用透析或连续血液净化治疗。

6. 高血压脑病的治疗 用起效快、降压效力强的药物。首选硝普钠。有惊厥者应及时镇静止痉。

## 七、预后

急性肾炎预后好。95% 的病例能完全恢复，死亡病例在 1% 以下。

# 第三节 肾病综合征

## 一、定义

肾病综合征（nephrotic syndrome，NS）是一组多种原因引起的肾小球基膜通透性增加，导致血浆内大量蛋白质从尿中丢失的临床综合征。临床主要有四大特点：①大量蛋白尿。②低白蛋白血症。③高脂血症。④水肿。第①、②两项为必备条件。

NS 发病率仅次于急性肾炎，可分为原发性、继发性和先天性三种类型。本节主要叙述原发性肾病综合征（primary nephrotic syndrome，PNS）。

## 二、病因

本病病因尚不明确。

## 三、临床表现

NS 临床表现最常见为凹陷性水肿，从眼睑逐渐延及全身，重者可有腹水或胸腔积液。常伴少尿，尿色深。大多数血压正常。约 1/3 的病例可因血容量减少而出现短暂的肌酐清除率下降，一般肾功能正常，急性肾衰竭少见。

## 四、并发症

1. 感染。
2. 电解质失调和低血容量。
3. 血栓形成。
4. 急性肾衰竭。
5. 肾小管功能障碍。

## 五、辅助检查

1. 尿液分析　尿蛋白定量：24 h 尿蛋白定量大于 50 mg/（kg · d）。
2. 血清蛋白、胆固醇测定　血清总蛋白、白蛋白下降，胆固醇明显升高。
3. 血清补体测定和肾功能测定　因临床类型而异。
4. 免疫学检查　抗核抗体（ANA）、抗 -dsDNA 抗体、抗 Smith 抗体等增高。
5. 血栓形成的检查　彩色多普勒 B 超、数字减影血管造影（DSA）。
6. 肾活检。

## 六、诊断

临床上根据有无血尿、高血压、氮质血症和低补体血症，将原发性 NS 分为单纯性和肾炎性 NS。肾活检可以确定病理诊断。

## 七、治疗

### （一）一般治疗

1. 休息。
2. 饮食管理。
3. 利尿。
4. 防治感染。

### （二）糖皮质激素

1. 尽早选用泼尼松治疗。国内多选用中、长期疗法。①短程疗法：泼尼松 2 mg/（kg · d），共 4 周。4 周后改为泼尼松 1.5 mg/（kg · d）隔日晨顿服，共 4 周。②中、长程疗法：泼尼松 2 mg/（kg · d），最大量 60 mg/d，分次服用。尿蛋白转阴后继续巩固 2 周开始减量，改为隔日 2 mg/（kg · d）早餐后顿服，继续使用 4 周，以后每 2 ~ 4 周减量 1 次

（总量中减 2.5 ~ 5 mg），直至停药。疗程 6 ~ 9 个月。

2. 复发和糖皮质激素依赖性肾病的其他激素治疗：①调整糖皮质激素的剂量和疗程；②更换糖皮质激素制剂；③甲泼尼龙冲击治疗，慎用。

**（三）免疫抑制剂**

首选环磷酰胺，疗程 8 ~ 12 周，总量不超过 200 mg/kg。

**（四）抗凝及纤溶药物疗法**

肝素，连用 2 ~ 4 周。也可口服双嘧达莫，持续 6 个月。

**（五）免疫调节剂**

左旋咪唑，隔日 1 次，疗程 6 个月。

**（六）血管紧张素转换酶抑制剂（ACEI）**

常用卡托普利、依那普利等降血压。

### 八、预后

微小病变型预后最好，局灶节段性肾小球硬化和系膜毛细血管性肾小球肾炎预后最差。90% ~ 95% 的微小病变型患儿首次使用糖皮质激素有效，其中 85% 可有复发，复发在第 1 年更常见。

## 第四节　泌尿道感染

### 一、定义

泌尿道感染（urinary tract infection，UTI）是指病原体直接侵入尿路，在尿液中生长繁殖，侵犯尿路黏膜或组织引起损伤。分为肾盂肾炎、膀胱炎、尿道炎。根据有无临床症状，分为症状性泌尿道感染和无症状菌尿症。无症状菌尿症见于不同年龄、性别的儿童，以学龄女孩更常见。

### 二、病因

本病致病菌绝大多数为革兰阴性杆菌，大肠埃希菌是最常见的致病菌，占 60% ~ 80%。对于 10 ~ 16 岁的女孩，白色葡萄球菌亦常见；克雷伯杆菌和肠球菌多见于新生儿泌尿道感染。

### 三、临床表现

1. 急性泌尿道感染的临床症状　因患儿年龄不同存在着较大差异。

（1）新生儿：症状极不典型，多以全身症状为主，如发热或体温不升，面色苍白，吃奶差，呕吐，腹泻等。新生儿泌尿道感染常伴有败血症，但局部排尿刺激症状多。

（2）婴幼儿：常见发热，伴随拒食、呕吐、腹泻等全身症状。局部排尿刺激症状可不明显。

（3）年长儿：以发热、寒战、腹痛等全身症状突出，尿路刺激症状明显，常伴有腰痛及肾区叩击痛、肋脊角压痛等。可出现尿液混浊，偶见肉眼血尿。

2. 慢性泌尿道感染　是指病程迁延或反复发作。伴贫血、消瘦、生长迟缓、高血压或肾功能不全。

3. 无症状菌尿症　是指在常规的尿过筛检查中，存在着有意义的菌尿，但无任何尿路感染症状。学龄女孩较常见。多数是大肠埃希菌感染。

## 四、辅助检查

1. 尿常规检查及尿细胞计数　①尿常规检查，白细胞≥5 个 /HP。② 1 h 尿白细胞计数 $>3\times10^5$ 为阳性。

2. 尿培养细菌学检查　中段尿培养菌落计数 $>10^5$/mL 可确诊。

3. 尿液直接涂片法找细菌　每组镜视野≥1 个有诊断意义。

4. 亚硝酸盐试纸条试验（Griess 试验）取晨尿，大肠埃希菌、克雷伯杆菌呈阳性，产气杆菌、变形杆菌、葡萄球菌呈弱阳性。

5. 影像学检查　常用的影像学检查有 B 超，静脉肾盂造影加断层摄片，排泄性膀胱尿路造影，动、静态肾核素造影，CT 扫描等。目的在于检查泌尿系统有无发育畸形，了解慢性肾损害或肾瘢痕的发生和进展情况。

## 五、诊断

年长儿尿路刺激症状明显，结合实验室检查，可以确诊。婴幼儿特别是新生儿，凡具有真性菌尿者，或耻骨上膀胱穿刺尿定性培养有细菌生长，可明确诊断。在明确泌尿道感染的同时，还应明确：①本次感染系初次感染还是复发或再感染。②确定致病菌的类型及药物敏感试验。③有无尿路畸形。④感染的定位诊断。

## 六、治疗

本病治疗目的是控制症状，根除病原体，去除诱发因素，预防再发。

1. 一般处理

（1）急性期卧床休息，多饮水，注意外阴部的清洁卫生。

（2）供给足够的热量、蛋白质和维生素，增强机体的抵抗力。

（3）对症治疗。有高热、头痛、腰痛症状的患儿应给予解热镇痛剂。对尿路刺激症状明显者，可用抗胆碱药物（如阿托品、山莨菪碱）治疗或口服碳酸氢钠碱化尿液，以减轻尿路刺激症状。

2. 抗菌药物治疗　选用抗生素的原则：①感染部位：肾盂肾炎选择血药浓度高的药物，膀胱炎应选择尿药浓度高的药物。②感染途径：对上行性感染，首选磺胺类药物治疗。如发热等全身症状明显或属血源性感染，多选用青霉素类、氨基糖苷类或头孢菌素类单独或联合治疗。③根据尿培养及药物敏感试验结果，同时结合临床疗效选用抗生素。④选用的药物在肾组织、尿液、血液中都应有较高的浓度。⑤选用的药物抗菌能力强，抗菌谱广，最好用强效杀菌剂。⑥选用对肾功能损害小的药物。

（1）症状性泌尿道感染的治疗：下尿路感染者，初治选择阿莫西林克拉维酸钾或复方磺胺甲噁唑（SMZCo），疗程 7 ~ 10 天。上尿路感染者，进行尿细菌培养，选用广谱或联用两种抗生素，疗程 10 ~ 14 天。

（2）无症状菌尿症的治疗：单纯无症状菌尿症一般无需治疗。

（3）再发泌尿道感染的治疗：在进行尿细菌培养后选用2种抗菌药物治疗，疗程10～14天为宜，然后予以小剂量维持，预防再发。

3. 积极矫治尿路畸形 外科手术治疗。

4. 泌尿道感染的局部治疗 常采用膀胱内药液灌注治疗。

## 七、预后

经合理抗菌治疗，本病多数可治愈，但近50%的患儿可复发或再感染。再发病例多伴有尿路畸形，其中膀胱输尿管反流最常见。

## 八、预防

本病的预防措施：①注意个人卫生。②及时发现和处理男孩包茎、女孩处女膜伞、蛲虫感染等。③及时矫治尿路畸形。

（何小溪）

# 第十一章　造血系统疾病

## 第一节　儿童血象特点

### 一、红细胞数和血红蛋白量

1. 红细胞生成需要持续地供给氨基酸、铁、某些维生素和微量元素等。

2. 由于胎儿期处于相对缺氧状态，故红细胞数和血红蛋白量较高，出生时红细胞数为（5.0～7.0）$\times 10^{12}$/L，血红蛋白量为 150～220 g/L。

3. 出生后 2～3 个月时，红细胞数降至 $3.0\times 10^{12}$/L，血红蛋白量降至 100 g/L 左右，出现轻度贫血，称为“生理性贫血”。生理性贫血呈自限性，3 个月以后，红细胞数和血红蛋白量又缓慢增加。

### 二、白细胞数与分类

1. 白细胞总数　出生时白细胞总数为（15～20）$\times 10^{9}$/L，出生后 6～12 h 达（21～28）$\times 10^{9}$/L，然后逐渐下降，1 周时平均为 $12\times 10^{9}$/L。

2. 白细胞分类　出生时中性粒细胞约占 0.65，淋巴细胞约占 0.30。出生后 4～6 天时两者比例约相等；之后，淋巴细胞约占 0.60，中性粒细胞约占 0.35，至 4～6 岁时两者比例又相等。

### 三、血小板数

血小板数与成人相似，为（150～250）$\times 10^{9}$/L。

### 四、血容量

儿童血容量相对较成人多，新生儿血容量约占体重的 10%，平均 300 mL；儿童占体重的 8%～10%。

## 第二节　儿童贫血概述

### 一、儿童贫血的定义和分度

#### （一）贫血的定义

贫血（anemia）是指末梢血中单位容积内的红细胞数、血红蛋白量或血细胞比容低于正常。根据世界卫生组织的资料，血红蛋白值低限在6个月~6岁者为110 g/L；6~14岁为120 g/L；海拔每升高1 000 m，血红蛋白上升4%，低于此值称为贫血。

我国儿童血液学会议暂定：血红蛋白在新生儿期<145 g/L，1~4个月时<90 g/L，4~6个月时<100 g/L者为贫血。

**（二）贫血分度**

根据外周血血红蛋白含量或红细胞数可分为轻、中、重、极重四度贫血：

1. 轻度　血红蛋白从90 g/L至正常下限。

2. 中度　60~90 g/L。

3. 重度　30~60 g/L。

4. 极重度　<30 g/L。

新生儿血红蛋白120~145 g/L者为轻度，90~120 g/L者为中度，60~90 g/L者为重度，<60 g/L者为极重度贫血。

## 二、儿童贫血的分类

目前一般采用病因分类和形态分类。

**（一）病因分类**

根据贫血发生的原因将其分为红细胞或血红蛋白生成不足、红细胞破坏过多（溶血）和失血性贫血3大类。

1. 红细胞或血红蛋白生成不足。

2. 溶血性贫血。

3. 失血性贫血。

**（二）形态分类**

形态分类的基础是根据检测红细胞数、血红蛋白量和血细胞比容，计算平均红细胞体积（MCV）、平均红细胞血红蛋白含量（MCH）和平均红细胞血红蛋白浓度（MCHC）的结果而将贫血分为四类（表11-1）。

**表11-1　红细胞形态分类**

| 贫血分类 | MCV（fl） | MCH（pg） | MCHC（%） |
|---|---|---|---|
| 正常值 | 80~94 | 28~32 | 32~38 |
| 大细胞性 | >94 | >32 | 32~38 |
| 正细胞性 | 80~94 | 28~32 | 32~38 |
| 单纯小细胞性 | <80 | <28 | 32~38 |
| 小细胞低色素性 | <80 | <28 | <32 |

## 三、临床表现

1. 一般表现　皮肤、黏膜苍白为突出表现。

2. 造血器官反应　婴儿期贫血往往出现骨髓外造血，导致肝脾和淋巴结肿大，末梢血中可出现有核红细胞、幼稚粒细胞。

3. 各系统症状

（1）循环和呼吸系统：可出现呼吸加速，心率加快，脉搏加强，动脉压增高，心脏扩大，心前区收缩期杂音，甚至发生充血性心力衰竭。

（2）消化系统：可出现食欲减退、恶心、腹胀或便秘等。偶有舌炎、舌乳头萎缩等。

（3）神经系统：常表现精神不振，注意力不集中，情绪易激动等。

## 四、辅助检查

1. 血常规　是最基本的一项检查。

2. 红细胞形态　如红细胞较小、染色浅、中央淡染区扩大，多提示缺铁性贫血；红细胞形态正常多见于急性溶血或骨髓造血功能障碍。

3. 网织红细胞计数　增多提示骨髓造血功能活跃，可见于急、慢性溶血或急性失血；减少提示造血功能低下，持续减少则提示再生障碍性贫血。

4. 骨髓检查。

5. 血红蛋白分析检查。

6. 红细胞脆性试验　脆性增高见于遗传性球形红细胞增多症，减低则见于珠蛋白生成障碍性贫血。

## 五、治疗

1. 去除病因　这是治疗贫血的关键。

2. 一般治疗　加强护理，预防感染，改善饮食质量和搭配等。

3. 药物治疗　如铁剂治疗缺铁性贫血，维生素 $B_{12}$ 和叶酸治疗巨幼细胞贫血。

4. 输血　当贫血引起心功能不全或血红蛋白低于 30 g/L 时，输血是抢救措施。

5. 并发症　婴幼儿贫血易合并急、慢性感染，营养不良，消化功能失调等，应予积极治疗。

# 第三节　营养性缺铁性贫血

## 一、病因

1. 先天储铁不足。
2. 铁摄入量不足。
3. 生长发育因素。
4. 铁的吸收障碍。
5. 铁的丢失过多。

## 二、临床表现

本病任何年龄均可发病，以 6 个月 ~ 2 岁最多见。

1. 一般表现　皮肤黏膜逐渐苍白，以唇、口腔黏膜及甲床较明显。

2. 髓外造血　由于髓外造血，肝、脾可轻度大。

3. 非造血系统症状

（1）消化系统症状：食欲减退，少数有异食癖（如嗜食泥土、墙皮、煤渣等）；可有呕吐、腹泻；可出现口腔炎、舌炎或舌乳头萎缩。

（2）神经系统症状：表现为烦躁不安或委靡不振，精神不集中、记忆力减退。

（3）心血管系统症状：心率增快，心前区往往可听到收缩期杂音，甚至发生心力衰竭。

## 三、实验室检查

1. 血象　呈小细胞低色素性贫血。

2. 骨髓象　红细胞系增生活跃，以中、晚幼红细胞增生为主。

3. 有关铁代谢的检查　血清铁蛋白测定是一种灵敏而可靠的诊断指标。

## 四、诊断

根据病史特别是喂养史、临床表现和血象特点，一般可做出初步诊断。进一步作有关铁代谢的生化检查有确诊意义。必要时可作骨髓检查。用铁剂治疗有效可证实诊断。

## 五、治疗及预防

1. 一般治疗　加强护理，保证充足睡眠；避免感染。

2. 去除病因　对饮食不当者应纠正不合理的饮食习惯和食物组成，有偏食习惯者应予纠正。如有慢性失血性疾病，如钩虫病、肠道畸形等，应予及时治疗。

3. 铁剂治疗　应采用口服法给药；常用的口服铁剂有硫酸亚铁、富马酸亚铁、葡萄糖酸亚铁、琥珀酸亚铁、多糖铁复合物胶囊等。

4. 输血治疗　一般不必输红细胞，重度贫血或合并严重感染或急需外科手术时可适量输血。

5. 预防

（1）做好喂养指导：提倡母乳喂养。

（2）婴幼儿食品：应加入适量铁剂予以强化。

（3）对早产儿、低体重儿宜自 2 个月左右给予铁剂预防。

# 第四节　营养性巨幼细胞贫血

## 一、病因

营养性巨幼细胞贫血（nutritional megaloblastic anemia）是由于维生素 $B_{12}$ 和（或）叶酸缺乏所致的一种大细胞性贫血。其病因有以下几方面：

1. 摄入量不足。

2. 吸收和运输障碍。

3. 需要量增加。

4. 代谢障碍。

## 二、临床表现

巨幼红细胞性贫血临床表现为表情呆滞，嗜睡，对外界反应迟钝，少哭不笑，智力发育和动作发育落后甚至倒退。此外，还可以表现为下肢对称性深感觉及震动感消失。可有不协调和不自主的动作，肢体、头、舌甚至全身震颤，踝阵挛阳性。

## 三、实验室检查

1. 外周血象　呈大细胞性贫血，MCV > 94 fl，MCH > 32 pg。血涂片可见红细胞大小不等，以大细胞为多，易见嗜多色性和嗜碱点彩红细胞，可见巨幼变的有核红细胞，中性粒细胞呈分叶过多现象。网织红细胞、白细胞、血小板计数常减少。

2. 骨髓象　增生明显活跃，以红细胞系增生为主，粒、红系统均出现巨幼变。中性粒细胞的胞质空泡形成，核分叶过多。巨核细胞的核有过度分叶现象。

3 血清维生素 $B_{12}$ 和叶酸测定　血清维生素 $B_{12}$ 正常值为 200 ~ 800 ng/L，< 100 ng/L 为缺乏。血清叶酸水平正常值为 5 ~ 6 μg/L，< 3 μg/L 为缺乏。

## 四、诊断

根据临床表现、血象和骨髓象可诊断为巨幼红细胞性贫血。在此基础上，如精神神经症状明显，则考虑为维生素 $B_{12}$ 缺乏所致。

## 五、治疗及预防

1. 一般治疗　注意营养，及时添加辅食；加强护理，防止感染；震颤明显而不能进食者可用鼻饲数天。

2. 去除病因　对引起维生素 $B_{12}$ 和叶酸缺乏的原因应予去除。

3. 维生素 $B_{12}$ 和叶酸治疗。

4. 预防　改善哺乳母亲的营养，婴儿应及时添加辅食，注意饮食均衡，及时治疗肠道疾病。

# 第五节　急性白血病

## 一、病因

白血病（leukemia）是造血系统的恶性增生性疾病。本病病因尚未完全明了，但可能与病毒感染、物理和化学因素、遗传素质等因素有关。

## 二、分类及分型

根据增生的白细胞种类的不同，可分为急性淋巴细胞白血病（急淋，ALL）和急性非淋巴细胞白血病（急非淋，ANLL）两大类。

## 三、临床表现

各型急性白血病的临床表现基本相同，主要表现如下。

1. 起病 大多较急，少数缓慢。早期症状有：面色苍白、精神不振、乏力、食欲低下，鼻出血或齿龈出血等。

2. 发热 多数患儿起病时有发热，热型不定，可低热、不规则发热、持续高热或弛张热，一般不伴寒战。

3. 贫血 出现较早，并随病情发展而加重，表现为面色苍白，虚弱无力，活动后气促等。

4. 出血 以皮肤和黏膜出血多见，表现为紫癜、瘀斑、鼻出血、齿龈出血，消化道出血和血尿。偶有颅内出血，为引起死亡的重要原因之一。

5. 白血病细胞浸润引起的症状和体征

（1）肝、脾、淋巴结肿大：以急性淋巴细胞白血病较为显著。

（2）骨和关节浸润：表现为骨痛、关节痛、胸骨压痛。骨骼X线检查可见骨质疏松、溶解，骨骺端出现密度减低横带和骨膜下新骨形成等征象。

（3）中枢神经系统浸润：即中枢神经系统白血病，多见于急淋。表现为头痛、呕吐、嗜睡、视盘水肿等。

（4）睾丸浸润：即睾丸白血病，表现为局部肿大、触痛，阴囊皮肤可呈红黑色。

（5）其他器官浸润：如皮肤浸润，心脏浸润，消化系统浸润，肾浸润（可引起肾肿大、蛋白尿、血尿、管型尿等），齿龈和口腔黏膜浸润。

## 四、实验室检查

1. 血象 正细胞正血色素性贫血。血小板减少。

2. 骨髓象 骨髓检查是确立诊断和评定疗效的重要依据。典型的骨髓象为该类型白血病的原始及幼稚细胞极度增生，幼红细胞和巨核细胞减少。

3. 组织化学染色。

## 五、诊断及鉴别诊断

典型病例根据临床表现、血象和骨髓象的改变即可做出诊断。发病早期症状不典型，特别是白细胞数正常或减少者，其血涂片不易找到幼稚白细胞时，可使诊断发生困难。须与以下疾病鉴别。

1. 再生障碍性贫血。

2. 传染性单核细胞增多症。

3. 类白血病反应。

## 六、治疗

急性白血病的治疗主要是以化学治疗为主的综合疗法，其原则是：早期诊断、早期治疗。

**（一）支持疗法**

1. 防治感染。

2. 输血和成分输血 明显贫血者可输红细胞；因血小板减少而致出血者，可输浓缩血小板。

3. 集落刺激因子 化学治疗期间如骨髓抑制明显者，可予集落刺激因子。

4. 防治高尿酸血症。

5. 其他 在治疗过程中，要增加营养。有发热、出血时应卧床休息。

**（二）化学药物治疗**

目的是杀灭白血病细胞，解除白血病细胞浸润引起的症状，使病情缓解以至治愈。

（陈雁红）

# 第十二章　神经系统疾病

## 第一节　概　　论

### 一、解剖生理特点

儿童脑的生长发育较快，出生时平均质量约为 370 g，相当于体重的 10%～12%，9 个月时约为出生时的 2 倍，3 岁时约为 3 倍；新生儿大脑已有主要的沟回，但较成人浅，脑回较宽，皮质较薄，灰白质区分不明显，细胞很少分化，树突少，出生后 3 个月皮质发育最快，3 岁时细胞分化基本完成，8 岁时与成人无区别。儿童出生后，大脑皮质的神经细胞数目不再增加，主要是神经细胞体积的增大、树突的增多、髓鞘的形成和功能日趋成熟与复杂化。

神经纤维髓鞘的发育因不同神经分先后，脑神经出生后 3 个月开始形成，周围神经的髓鞘则在 3 岁以后开始形成，脊髓神经的髓鞘发育自上而下逐渐形成。

脊髓在出生时已较完善，功能也基本具备。脊髓与脊柱的发育不平衡，出生时脊髓末端位于第 3～4 腰椎水平，4 岁退到 1～2 腰椎之间，故婴幼儿腰椎穿刺时，为避免损伤脊髓，位置以第 4～5 腰椎间隙为安全，4 岁后与成人相同。

正常儿童出生后即有觅食、吸吮、吞咽、拥抱、握持等反射，儿童 3～4 个月内克尼格（Kernig）征阳性，2 岁以内巴宾斯基（Babinski）征阳性均为正常生理现象。

### 二、辅助检查

#### （一）脑脊液检查

腰椎穿刺取脑脊液标本检查，是诊断神经系统感染和蛛网膜下腔出血的重要依据。其检查项目包括：外观、压力、常规、生化、病原学、酶学及免疫反应等，对神经系统疾病特别是神经系统感染有重要的诊断和鉴别诊断意义。

#### （二）脑电图检查

脑电图检查对神经系统疾病的诊断有一定的价值，特别是对癫痫的诊断和分型有很重要的临床意义。常见的痫性放电波包括棘波、尖波、棘慢复合波、尖慢复合波以及阵发性或爆发性快节律、慢节律等。脑电图检查包括：常规脑电图检查、动态脑电图检查及视频脑电图检查。

#### （三）肌电图及脑干诱发电位检查

1. 肌电图检查　帮助判断被测肌肉有无损害、损害性质及程度。

2. 诱发电位检查　分别经听觉、视觉和躯体感觉通路，刺激中枢神经诱发相应传导通路的反应电位，以了解视觉、听觉及神经功能。

**（四）影像学检查**

1. 电子计算机断层扫描（CT）　可显示脑室系统、脑池、不同层面脑组织及颅骨等结构形态，能较好地显示病变中较明显的钙化影和出血灶。

2. 磁共振成像（MRI）　无放射线，对脑室系统和脑组织的分辨率较 CT 高，能清楚显示灰、白质和基底核等脑实质结构。

3. 其他　如磁共振血管成像（MRA/MRV）、经颅多普勒检查（TCD），可用于脑血管疾病的诊断；单光子发射计算机断层成像（SPECT），通过放射性示踪剂在大脑组织中的分布或代谢状况来显示不同脑区的血流量或代谢率，可定位癫痫的放电源。

# 第二节　癫　　痫

癫痫（epilepsy）是由多种原因引起的慢性脑功能障碍综合征，是脑功能异常超同步化放电引起的突发性、短暂性、发作性、刻板性的脑功能紊乱。常表现为意识改变或丧失，局部或全身肌肉的强直性或阵挛性抽搐及感觉异常，也可有行为异常、情感和知觉异常、记忆改变、自主神经功能障碍等。

癫痫的患病率为 3‰～6‰，大多数癫痫患者起病于儿童时期，经正规治疗，约 80% 的患者可获得完全控制，能正常学习和生活。

## 一、病因及诱因

癫痫与脑内结构的异常和遗传因素有关。常见的诱因包括发热，过度换气，代谢失调，应激反应，睡眠不足，饥饿，疲劳，视觉、听觉刺激，预防接种等。

## 二、分类

癫痫是一组复杂的临床综合征，按病因可分为特发性、继发性和隐源性三类；按临床表现及脑电图特征，可分为局灶性发作、全部性发作及不能分类的发作三类。依临床发作类型、脑电图改变、病因及解剖部位有三十多种癫痫综合征。

## 三、临床表现

**（一）局灶性（部分性、局限性）发作**

发作期脑电图（EEG）可见某一脑区的局灶性痫性放电。

1. 局灶性运动性发作　表现为癫痫灶对侧肢体或面部抽搐，发作时意识不丧失，发作后无不适，持续时间平均 10～20 s。

2. 局灶性感觉性发作　儿童时期少见，表现为躯体感觉性发作。

3. 局灶性自主神经性发作　发作以自主神经症状为主，发作后可有嗜睡。持续时间数分钟到数小时，甚至 1～2 天。

4. 局灶性精神症状发作　表现为发作性精神症状，包括幻觉、错觉、记忆障碍、情感障碍、认知障碍等。

5. 复杂部分性发作　常有两种及两种以上的简单部分性发作及自动症。

### （二）全部性发作

全部性发作指发作中两侧半球同步放电，并伴有不同程度的意识丧失。

1. 强直－阵挛发作　表现为突然意识丧失，继之全身强直－阵挛性抽搐，持续1～5 min，发作后嗜睡或意识模糊，有发作后疲劳现象。脑电图呈全脑棘波或棘慢复合波发放。

2. 失神发作　表现为突发意识丧失，语言中断，活动停止，不跌倒，双眼凝视，时有手、唇、舌的细小颤动或眨眼。持续5～15 s。过度换气可以诱发。脑电图有典型的全脑同步3 Hz棘慢复合波。

3. 阵挛性发作　表现为肢体和面部肌肉有节律地连续抽动，意识丧失，持续时间不等。

4. 强直性发作　表现为某些肌肉突然强直性收缩，伴有短暂意识丧失。脑电图表现为多灶性棘慢或多棘慢波爆发。

5. 肌阵挛发作　表现为突发全身或部分骨骼肌触电样收缩。脑电图表现为全脑棘慢波或多棘慢波爆发。

6. 失张力发作　表现为突发的一过性肌张力丧失，不能维持姿势，突然跌倒，持续1～3 s。脑电图见节律性或不规则、多灶性棘慢复合波。

## 四、特殊癫痫综合征

1. 儿童失神癫痫（childhood absence epilepsy）　多在5～7岁起病，发作频繁，但智力正常。典型发作表现为失神发作。发作时脑电图呈典型的弥漫性、对称性、同步的每秒3Hz的棘慢波。过度换气可诱发。

2. 婴儿痉挛（infantile spasm）　又称West综合征　多于3～8个月起病，发作时突然头与躯干前屈，似点头弯腰状，可成串发作几次至几十次，少数呈头与躯干背屈，发作时可有尖叫或微笑。脑电图表现为典型的高峰失律。

3. Lennox-Gastaut综合征　多在2～5岁起病，常见强直、肌阵挛、失张力及非典型失神等多种发作，发作频繁，脑电图背景波异常，并有多灶性1.5～2.5 Hz的棘慢复合波。

## 五、辅助检查

脑电图检查是诊断癫痫必不可少的重要依据，头颅CT或MRI是查找致病灶的影像学检查，血生化、血气及遗传代谢性疾病的检查是进一步查找病因的重要方法。

## 六、诊断及鉴别诊断

诊断癫痫应重点明确：①是否确实是癫痫；②明确是癫痫还是癫痫综合征，属于什么发作类型；③查找病因；④伴随的并发症及神经功能评价。

需与婴幼儿屏气发作、晕厥、抽动秽语综合征及癔症性发作等疾病相鉴别。以上疾病均有类似于癫痫发作的表现，但脑电图多正常。

## 七、治疗

本病以药物治疗为主要手段。

1. 药物治疗原则　早期治疗，根据类型选择药物，单药用药无效时联合用药，用药剂量需个体化，坚持长期服药，定期复查。

2. 抗癫痫药物　分为广谱抗癫痫药，如丙戊酸、左乙拉西坦、托吡酯、拉莫三嗪和氯硝西泮等，各种类型均可选用，多在全面性发作或分类不明时选用；窄谱抗癫痫药，如卡马西平、奥卡西平、苯妥英钠等，则多用于局灶性或特发性全面强直－阵挛发作。

3. 去除病因。

4. 健康教育及护理。

5. 手术治疗。

6. 癫痫持续状态及治疗　凡是一次癫痫发作持续时间超过 30 min，或频繁发作持续 30 min 以上，间歇期意识不能恢复者，均称为癫痫持续状态（status epilepticus，SE）。

癫痫持续状态的处理：必须争分夺秒地抢救，尽快终止临床发作。

（1）立即控制惊厥：首选地西泮，剂量每次 0.3～0.5 mg/kg，最大量 10 mg/次；丙戊酸钠，首次剂量 15 mg/kg 静脉注射，以后按 1 mg/（kg·h）静脉维持。对于难治性癫痫持续状态，如果足量一线抗癫痫药物无效者，可考虑全身麻醉，应在 ICU 监护下进行，常用药物为硫喷妥钠、异戊巴比妥钠。

（2）维持生命功能：应在 ICU 监护呼吸循环功能，保持气道通畅，吸痰，给氧，监测血氧饱和度，维持内环境稳定。

（3）病因治疗：积极寻找病因及诱发因素，针对病因治疗。

（4）随诊：长期抗癫痫治疗，发作控制后继续观察随访，完善检查确定癫痫类型，给予正规长期抗癫痫治疗。

### 八、预后

癫痫的预后与病因、起病年龄、发作类型、发作的严重程度及治疗的早晚密切相关。

## 第三节　小 儿 惊 厥

惊厥（convulsion）是儿童时期常见的急症，是由各种原因引起的脑功能暂时紊乱导致的神经元异常放电，表现为全身或局部肌群突然发生的不自主收缩，并伴有意识障碍。年龄愈小发生率愈高。儿童发生率为 4%～6%，较成人高 10～15 倍。

### 一、病因

儿童惊厥有感染性及非感染性病因。感染性病因包括：颅内感染和颅外感染。颅内感染包括：细菌、病毒、寄生虫、真菌引起的脑膜炎或脑炎，颅外感染包括热性惊厥、感染中毒性脑病。颅内非感染性病因包括颅内占位、颅脑损伤和颅脑畸形等，颅外非感染性病因包括代谢性、心源性、肾源性及中毒性疾病等。

### 二、临床表现

本病临床表现为突发意识丧失，头后仰，双眼凝视，牙关紧闭，口吐白沫，面颊及四肢肌肉收缩，严重者角弓反张、颈项强直、面色青紫，大小便失禁。惊厥发作持续时间数秒到数分钟或更长，继而转入嗜睡或昏迷状态。

小婴儿惊厥仅有口角、眼角抽动，一侧或两侧肢体交替抽动。

新生儿惊厥常表现为阵发性青紫或苍白，呼吸暂停或不规则，双眼凝视及四肢抖动。

单纯性热性惊厥多发于6个月～3岁之间，惊厥多发生于疾病初期突发高热体温骤升时，大多表现为全身强直－阵挛发作，持续时间短，次数少，恢复快，无异常神经系统症状及体征，一般预后好，大多至学龄期不再发作。复杂性热性惊厥多表现为局灶性发作；一次发作持续15 min以上；24 h内惊厥发作≥2次；累计发作5次以上，并常有惊厥持续状态。其发生癫痫的概率明显增加。

## 三、辅助检查

应根据病情需要选择辅助检查项目。

1. 血、尿及大便常规检查　查找感染依据及感染部位。
2. 血生化　血肌酐、尿素氮、电解质（血钠、血钙、血镁及血糖等）。
3. 脑脊液检查　诊断颅内感染。
4. 眼底检查　可提示颅内出血、颅内压增高、颅内占位等。
5. 硬脑膜下穿刺　可诊断硬膜下积液、积脓、出血，穿刺液涂片、培养可明确病原菌。
6. 头颅X线平片检查　脑室周围钙化常提示先天性巨细胞病毒感染。
7. 颅脑B超检查　前囟未闭患儿可诊断脑积水、脑室内出血等。
8. 颅脑CT检查　诊断各种颅内占位性病变、颅脑畸形和蛛网膜下腔出血等。
9. 磁共振成像（MRI）检查　比CT更为精准，尤其是脑内细小病变。
10. 脑电图检查　主要用于癫痫的诊断。

## 四、诊断

惊厥只是一个症状，主要是寻找病因。

## 五、治疗

### （一）一般治疗

保持安静，减少刺激；保持呼吸道通畅。

### （二）止惊

1. 首选地西泮　0.3～0.5 mg/kg缓慢静脉注射，最大剂量10 mg；与地西泮同类的有效药物还有劳拉西泮或氯硝西泮。

2. 新生儿惊厥首选苯巴比妥　负荷量20 mg/kg静脉注射，无效时每10～15 min增加5 mg/kg，直至惊厥停止。

3. 水合氯醛　10%水合氯醛0.4～0.6 mL/kg胃管注入或加入1～2倍生理盐水灌肠，必要时30 min后可重复1次。

### （三）对症治疗

高热者给予物理降温和药物降温；有颅内压增高、脑水肿者，给予甘露醇及呋塞米。

### （四）病因治疗

应尽快找出病因，针对病因治疗是控制惊厥的关键。如高热惊厥者必须止惊、退热和控制感染同时进行，婴儿手足搐搦症者给予钙剂治疗，低血糖者给予静脉注射葡萄糖，电解质失调者纠正电解质，高血压脑病者应降血压，脑脓肿、脑肿瘤者应手术治疗，癫痫者应使用抗癫痫药物等。

## 第四节　病毒性脑炎和脑膜炎

病毒性脑炎（viral encephalitis）和病毒性脑膜炎（viral meningitis）都是指各种病毒引起的中枢神经系统感染性疾病，炎症过程主要累及脑膜者称为病毒性脑膜炎；主要累及大脑实质者，称为病毒性脑炎；如同时累及脑膜和脑实质则称为病毒性脑膜脑炎（viral meningoencephalitis）。病情轻重不等，轻者病程自限，重者病情呈急进性进展，可导致死亡及后遗症。

### 一、病因

约 80%以上的病毒性脑膜炎患儿由肠道病毒引起，包括柯萨奇病毒和埃可病毒，其次为虫媒病毒、腮腺炎病毒、腺病毒和单纯疱疹病毒等。

### 二、临床表现

#### （一）病毒性脑膜炎

急性起病，有前驱感染性疾病症状，主要表现为发热、恶心、呕吐、疲乏无力、嗜睡。 年长儿诉头痛，婴儿则烦躁、易激惹，少有严重的意识障碍和惊厥发作。可有脑膜刺激征，但无局限性神经系统体征。病程大多 1 ~ 2 周。

#### （二）病毒性脑炎

起病急，主要表现为发热、不同程度的意识障碍、颅内压增高、反复惊厥发作。严重者呈惊厥持续状态。

#### （三）病毒性脑膜脑炎

同时兼有脑膜刺激症状及脑实质受累的相关临床表现。

### 三、辅助检查

1. 脑电图检查　主要表现为弥漫性或局限性异常慢波背景活动。

2. 脑脊液检查　压力正常或增加，清亮，白细胞数正常或轻度增高，以淋巴为主，蛋白质含量正常或轻度增高，糖含量正常。涂片和培养无细菌。

3. 病毒学检查　脑脊液病毒分离及特异性抗体检测。

### 四、诊断及鉴别诊断

诊断主要根据前驱病毒感染病史，颅内压增高表现和（或）脑实质受累表现，结合脑脊液检查和病毒学检查。

需与不规范治疗过的化脓性、结核性、隐球菌性脑膜炎相鉴别。

### 五、治疗

本病缺乏特异性治疗。主要治疗原则包括：

1. 一般治疗 降温，维持水、电解质平衡，合理营养，重症患儿需在ICU监护治疗。

2. 对症治疗 控制脑水肿和颅内高压。控制惊厥发作及严重的精神行为异常。参见本章第二节中癫痫持续状态的治疗。

3. 抗病毒药物治疗 无环鸟苷，每次5～10 mg/kg，静脉给药，每8 h 1次，需连用10～14天。主要针对单纯疱疹病毒，对其他如水痘病毒、EB病毒、巨细胞病毒也有抑制作用。

## 第五节 化脓性脑膜炎

化脓性脑膜炎（purulent meningitis，以下简称化脑）是儿童时期常见的由化脓性细菌引起的软脑膜炎症，临床以急性发热、头痛、呕吐、惊厥、意识障碍、颅内压增高、脑膜刺激征以及脑脊液脓性改变为特征。

### 一、病因及病原学

常见的易感因素有：免疫缺陷病、先天发育畸形、颅底骨折、脑脊液鼻漏、颅脑手术、中耳炎等；病原菌通过血液循环播散，局部感染直接扩散或经脑脊液通路感染脑膜而致病。

常见致病菌随年龄而异，新生儿期主要为大肠埃希菌、B组溶血性链球菌和葡萄球菌，婴幼儿多为B型嗜血流感杆菌、肺炎链球菌所致，学龄前和学龄儿童中则奈瑟脑膜炎双球菌和肺炎链球菌感染更为多见。

### 二、临床表现

1. 典型化脑 起病急，有发热、头痛、呕吐，继而出现嗜睡，惊厥，重者昏迷，并有脑膜刺激症状。

2. 新生儿化脑 多表现面色差，精神委靡，拒食，有阵发性哭闹，双眼凝视，或发生抽搐，前囟饱满，易发生呼吸衰竭和循环衰竭。

3. 婴儿化脑 2个月～2岁患儿常表现为发热，呕吐，嗜睡，惊厥，囟门未闭者囟门饱满，脑膜刺激症状多不明显。病前常有上呼吸道感染病史。

4. 并发症表现 经有效抗生素治疗后，若脑脊液检查已好转，但体温不退，出现前囟饱满、惊厥等症状应怀疑并发硬膜下积液，小婴儿还应考虑并发脑室管膜炎。

### 三、辅助检查

1. 脑脊液检查 是确诊本病的重要依据，典型化脑压力增高，混浊似米汤，细胞数明显增加，以中性增高为主，蛋白质含量增高，糖含量明显减少，氯化物稍降低。

2. 细菌检查 脑脊液涂片革兰染色，皮肤瘀斑、瘀点涂片找细菌，脑脊液及血细菌培养有助于明确病原菌。

3. 外周血象 白细胞升高，中性粒细胞增高为主，感染严重者，白细胞总数可减少。

4. 酶谱测定 脑脊液乳酸脱氢酶及其同工酶明显升高可作为辅助诊断依据。

5. 其他检查 颅脑B超、脑电图及MRI/CT检查。

## 四、诊断及鉴别诊断

化脑诊断主要根据急性起病，全身感染中毒症状、脑膜刺激症状、并发症表现，脑脊液检查和病原学检查。

需与病毒性、结核性、隐球菌性脑膜炎相鉴别。

## 五、并发症

化脓性脑膜炎的并发症主要有硬脑膜下积液、脑室管膜炎、抗利尿激素异常分泌综合征、脑积水及各种神经功能障碍。

## 六、治疗

### （一）抗生素治疗

1. 用药原则 化脑预后差，应力求选择敏感、高效透过血脑屏障的抗生素，在用药 24 h 内杀灭脑脊液中的致病菌。尽早静脉用药，剂量足、疗程够。

2. 明确病原菌前的抗生素选择 可选第三代头孢菌素，包括头孢噻肟 200 mg/（kg·d），或头孢曲松 100 mg/（kg·d），疗效不理想时联合应用万古霉素 40 mg/（kg·d）。

3. 病原菌明确后的抗生素选择 应针对药物敏感试验结果选择敏感的抗生素。可选择青霉素 20 万 ~ 40 万 U/（kg·d），氨苄西林 200 mg/（kg·d），第三代头孢菌素、万古霉素等。

4. 抗生素疗程 脑膜炎球菌疗程一般为 7 天，肺炎链球菌和流感嗜血杆菌为 10 ~ 14 天，金黄色葡萄球菌和革兰阴性杆菌应用药 21 天以上。如有并发症，应适当延长。

### （二）肾上腺皮质激素的应用

对中毒症状重，明显颅内压增高的患儿可短期使用地塞米松。

### （三）并发症的治疗

1. 硬膜下积液 可根据积液量做硬膜下穿刺放液或外科手术引流。

2. 脑室管膜炎 行侧脑室穿刺引流以缓解症状，并脑室内注入抗生素。

3. 脑积水 手术治疗。

### （四）对症、支持治疗

1. 一般治疗 高热者给以物理降温及退热剂；出现惊厥时，肌内注射苯巴比妥饱和量 20 mg/kg，维持量 5 mg/（kg·d），或缓慢静脉注射地西泮 0.3 ~ 0.5 mg/kg；颅内压增高予 20% 甘露醇每 4 ~ 8 h 1 次，0.25 ~ 1 g/（kg·次），直至颅内压增高症状消失。

2. 支持治疗 维持水、电解质及酸碱平衡。

## 七、预后

化脑的病死率为 5% ~ 15%，约 33% 的幸存者遗留各种神经系统后遗症，6 个月以下婴儿预后更差。

# 第六节 吉兰 – 巴雷综合征

吉兰 – 巴雷综合征（Guillain–Barré syndrome，GBS）又称急性感染性多发性神经根神经炎，临床以肢体对称性弛缓性瘫痪为主要特征。呈自限性病程，大多在数周内完全恢复，约 10% 患儿遗留轻度瘫痪后遗症，重者急性期死于呼吸肌麻痹。

## 一、病因

本病病因及发病机制尚不完全清楚，多数学者认为是一种周围神经免疫性疾病。多因空肠弯曲菌感染诱发，少数与疫苗接种和免疫遗传因素有关。

## 二、临床表现

任何年龄均可患病，但以学龄前及学龄期儿童多见，农村较城市多，夏、秋季多发，病前可有腹泻或呼吸道感染史。我国患儿多以空肠弯曲菌为前驱感染。

1. 运动障碍　骨骼肌的急性运动障碍是本病的主要表现。

（1）肢体对称性弛缓性瘫痪：多由下肢开始，表现为不同程度的肌力减退，肌张力降低。

（2）脑神经麻痹：部分患儿伴有对称或不对称的脑神经麻痹，以核下性面瘫最为常见。

2. 感觉障碍　主要表现为皮肤感觉过敏和神经根痛。

3. 自主神经功能障碍　主要表现为多汗、便秘、一过性尿潴留、血压轻度增高或心律失常等。

## 三、辅助检查

1. 脑脊液检查　80%～90%的 GBS 患儿脑脊液中蛋白质含量增高，但白细胞计数和其他均正常，这种蛋白－细胞分离现象一般到起病后第 2 周出现，是本病的特征。

2. 神经传导功能测试　周围神经传导速度减慢或反应电位时程增宽、波幅降低。

## 四、诊断及鉴别诊断

凡有急性对称性、弛缓性瘫痪，无传导束型感觉缺失和持续性尿潴留者均考虑本病。如有脑脊液蛋白－细胞分离和（或）神经传导功能异常者可诊断本病。

需与肠道病毒引起的急性弛缓性瘫痪和急性横贯性脊髓炎相鉴别。

## 五、治疗

1. 一般治疗和护理　保持呼吸道通畅，防止吸入性或坠积性肺炎；供给足量的水分、热量和电解质。

2. 呼吸肌麻痹的抢救　呼吸肌麻痹是本病患者死亡的主要原因。有呼吸麻痹者应及时气管切开或气管插管，必要时呼吸机辅助呼吸。

3. 药物治疗　对病情进行性加重的患儿，可静脉注射大剂量免疫球蛋白（IVIG）400 mg/（kg · d），连用 5 天。或按 2 g/kg 一次负荷量静脉滴注。如有效，24～48 h 内瘫痪不再进展，也有少数无效者。

4. 肾上腺皮质激素。

5. 恢复期治疗　瘫痪不再进展时开始康复治疗及功能训练。

（李菊华）

# 第十三章 风湿免疫性疾病

## 第一节 概 论

儿童风湿性疾病（rheumatic diseases）为累及不同脏器的结缔组织和胶原纤维的自身免疫性慢性疾病。免疫（immunity）是机体的生理性保护机制，免疫功能失调将导致机体防御功能紊乱，而产生相应的疾病，影响儿童的生长、发育。儿童在出生时免疫器官和免疫细胞已相当成熟，但未接触抗原，未建立免疫记忆，导致儿童免疫反应较成人严重。

儿童风湿免疫性疾病的病因及发病机制大多不清楚，其发病的共同特点是全身多系统受累，临床表现多样化，疾病进展较成人快，检验大多缺乏特异性指标，目前尚无特效治疗方法，病情常迁延不愈或反复发作，预后较成人差。

随着医学科学的发展，分子生物学、基因检测等技术的进步，儿童风湿免疫性疾病不断有新的病种出现，该类疾病的病因及发病机制逐渐被人们认识，不断涌现新的治疗方法，使得临床缓解率及治愈率均大大提高。

## 第二节 川 崎 病

川崎病（Kawasaki disease，KD）于1967年日本川崎富作医生首次报道，以往称之为皮肤黏膜淋巴结综合征（mucocutaneous lymphnode syndrome，MCLS），主要病理改变为变态反应性全身血管炎变，是儿童急性发热性出疹性疾病之一。临床上以发热、皮肤黏膜损害和淋巴结肿大为主要表现，冠状动脉扩张和冠状动脉瘤形成是其最严重的并发症。

### 一、病因

本病病因不明，呈一定的流行趋势及地方性，推测与微生物感染和免疫因素有关。感染原的特殊成分，直接通过与T细胞抗原受体结合，致T细胞亚群失衡。

### 二、临床表现

#### （一）主要表现

1. 发热 是最早出现的症状，多呈稽留或弛张热型，可高达39℃以上，持续7～14天或更长，抗生素治疗无效。

2. 球结膜充血 于起病3～4天出现，无脓性分泌物，热退后消散。

3. 唇及口腔表现 口唇潮红、皲裂或出血，口腔黏膜弥漫充血，舌乳头突起、充血呈杨酶舌。

4. 手足症状 分两期，急性期手足硬性水肿和掌跖红斑，恢复期指、趾端甲下和皮肤交界处出现膜状脱皮。

5. 皮肤表现 皮疹常不典型，1 周左右消散，呈多形性红斑和猩红热样皮疹，伴肛周皮肤发红、脱皮。

6. 颈淋巴结肿大 单侧或双侧，无菌性肿大，触之坚硬，轻触痛，大多热退后消散。

**（二）心脏表现**

可发生心肌炎、心包炎、心内膜炎、心律失常、冠状动脉扩张、冠状动脉瘤，并出现相应的心脏受累的临床表现。

**（三）其他**

部分患儿有间质性肺炎，无菌性脑膜炎，腹痛、呕吐、腹泻、麻痹性肠梗阻、肝大、黄疸等消化系统症状，关节痛和关节炎。

## 三、辅助检查

1. 血液检查 白细胞增高，以中性粒细胞为主；轻度贫血；血小板早期正常，后期增多；红细胞沉降率增快；C 反应蛋白不同程度地升高；血浆纤维蛋白原增高；血清氨基转移酶升高。

2. 免疫学检查 血清 IgG、IgM、IgA、IgE 和血液循环免疫复合物升高，细胞因子如 IL–6 明显增高，总补体和 C3 正常或增高。

3. 心电图检查 早期示非特异性 ST–T 变化；心肌梗死时，ST 段明显抬高，T 波倒置及异常 Q 波；心包炎时，可有广泛 ST 段抬高和低电压。

4. 胸部 X 线检查 部分患儿有肺部纹理增多、模糊或有片状阴影，心脏受损时心影扩大。

5. 超声心动图检查 冠状动脉受损常见，表现为冠状动脉扩张、冠状动脉瘤、冠状动脉狭窄等。

6. 冠状动脉造影 若超声下有多发性冠状动脉瘤、心肌梗死，冠状动脉造影下观察冠状动脉病变程度，以指导治疗。

## 四、诊断及鉴别诊断

**（一）诊断**

不明原因发热 5 天以上，伴以下 5 项临床表现中 4 项者，排除其他疾病后，可诊断为川崎病：

1. 四肢变化，急性期掌跖红斑，手足硬性水肿；恢复期指（趾）端膜状脱皮。
2. 多形性红斑。
3. 眼结膜充血，非化脓性。
4. 唇充血皲裂，口腔黏膜弥漫充血，舌乳头突起、充血，呈杨梅舌。
5. 颈部淋巴结肿大。

如 5 项表现只具备 3 项或 3 项以下，则经超声心动图证实有冠状动脉扩张或冠状动脉瘤，亦可确诊。

（二）鉴别诊断

本病需与药疹、猩红热、渗出性多形红斑、麻疹、幼年类风湿关节炎全身型和败血症相鉴别。

## 五、治疗

1. 丙种球蛋白（IVIG）　总剂量为 2 g/kg，分 1 ~ 2 天内输入，在发病早期（10 天以内）应用，可迅速退热，预防冠状动脉病变发生。

2. 阿司匹林　每日 30 ~ 50 mg/kg，分 2 ~ 3 次服用，根据病情逐渐减量至每日 3 ~ 5 mg/kg，维持 6 ~ 8 周。如有冠状动脉病变时，应延长用药时间，直至冠状动脉恢复正常。

3. 糖皮质激素　IVIG 治疗无效时才考虑使用糖皮质激素，泼尼松口服 2 ~ 4 周。糖皮质激素可促进血栓形成，易发生冠状动脉瘤和影响冠状动脉病变修复，故不宜单独应用，常与阿司匹林和双嘧达莫合并应用。

4. 其他治疗

（1）抗凝治疗：除阿司匹林外可加用双嘧达莫、华法林等治疗。

（2）对症治疗：根据病情给予对症及支持疗法，如补液、保肝、控制心力衰竭、维持窦性心律等。

（3）心脏手术：严重的冠状动脉病变需要进行冠状动脉旁路移植术。

## 六、预后及预防

（一）预后

本病为自限性疾病，多数预后良好，极少数复发，合并心血管病变将影响预后，心肌梗死和冠状动脉瘤破裂是死亡的主要原因。出院后是否规律复诊、规范用药、积极有效干预治疗对预后有相应的影响，对有冠状动脉瘤的患儿，应长期密切随访，适时有效干预。

（二）预防

本病预防的主要措施是做好预防接种，加强体质锻炼，合理喂养，营养均衡，提高机体免疫功能，减少或避免感染。

# 第三节　过敏性紫癜

过敏性紫癜（anaphylactoid purpura）又称亨 – 舒综合征（Henoch–Schonlein syndrome，HSP），是以非血小板减少性紫癜、全身小血管炎为主要病变的系统性血管炎。多发生于 2 ~ 8 岁的儿童，男孩多于女孩；以春、秋季节发病较多，夏、冬季节散发。

## 一、病因

本病的病因尚未明确，目前多认为与以下因素有关：药物（阿司匹林、抗生素等）、食物过敏（蛋类、乳类、豆类等）、微生物（细菌、病毒、寄生虫等）、疫苗接种、恶性病变、麻醉等，但均无确切证据。也有报道与链球菌感染有关。

## 二、临床表现

本病多为急性起病，各种症状可以不同组合，出现先后不一，首发症状以皮肤紫癜为主，部分病例以腹痛、关节炎或肾症状首先出现。起病前1～3周常有上呼吸道感染史。可伴有低热、纳差、乏力等全身症状。

1. 皮肤紫癜　常反复出现，多见于腰部以下，对称分布，伸侧较多，分批出现，可有新旧紫癜交替存在，初起呈紫红色斑丘疹，高出皮面，压之不褪色，数日后转为暗紫色，最终呈棕褐色而消退。

2. 胃肠道症状　胃肠道症状可发生在皮肤紫癜出现之前、同时或之后。一般以阵发性剧烈腹痛为主，常位于脐周或下腹部，可伴呕吐，但呕血少见。部分患儿可有黑便或血便，偶见并发肠套叠、肠梗阻或肠穿孔者。

3. 关节症状　常出现膝、踝、肘、腕等大关节肿痛，活动受限，可单发或多发。少数关节腔有浆液性积液，可在数日内消失，不留后遗症。

4. 肾症状　为该病常见表现，多表现为血尿、蛋白尿，据肾受累情况分为单纯血尿型、单纯蛋白尿型、肾病综合征型、急进性肾炎型等。

5. 其他　极少数患儿有颅内出血，导致惊厥、瘫痪、昏迷、失语。出血倾向包括鼻出血、牙龈出血、咯血、睾丸出血等。累及循环系统发生冠状动脉炎、心肌炎和心包炎。累及呼吸系统发生喉头水肿、哮喘、肺出血等。

据临床表现，过敏性紫癜分为皮肤型、关节型、腹型、肾型和混合型。

## 三、辅助检查

本病尚无特异性的诊断方法，以下辅助检查可帮助了解病程和并发症。

1. 血常规　白细胞正常或增加。血小板计数正常或升高，出血和凝血时间正常，毛细血管脆性试验阳性。

2. 尿常规　可有红细胞、蛋白、管型，重症有肉眼血尿。

3. 大便常规部分大便隐血试验阳性。

4. 红细胞沉降率　轻度增快，血清IgA升高，IgG和IgM正常，或轻度升高；C3、C4正常或升高；抗核抗体及类风湿因子阴性。

5. 腹部超声　有利于早期诊断肠套叠，头颅MRI对有中枢神经系统症状患儿可予确诊，肾症状较重和迁延者可行肾穿刺以了解病情并给予相应治疗。

## 四、诊断及鉴别诊断

典型病例诊断不难，若临床表现不典型，皮肤紫癜未出现时，容易误诊为其他疾病，需与特发性血小板减少性紫癜、风湿性关节炎、败血症、其他肾疾病和外科急腹症等鉴别。同时应警惕紫癜性肾炎的诊断。

## 五、治疗

1. 一般治疗　卧床休息，饮食应避免辛辣刺激性食物，低蛋白质饮食，补充维生素。积极寻找并去除病因。

2. 对症治疗 有荨麻疹或血管神经性水肿时，应用抗组胺药物和钙剂。腹痛时应用解痉剂，消化道出血时应禁食，酌情使用抑制胃酸药物，首选西咪替丁，每日 20～40 mg/kg，必要时输血。

3. 糖皮质激素和免疫抑制剂 急性期对腹痛和关节痛可予缓解，但不能预防肾损害的发生，亦不能影响预后。泼尼松每日 1～2 mg/kg，分次口服，或用甲泼尼龙每日（5～10 mg/kg）静脉滴注，症状缓解后即可停用。重症过敏性紫癜肾炎可加用免疫抑制剂（如环磷酰胺、硫唑嘌呤或雷公藤多苷片）。

4. 抗凝治疗 可选用的药物有阿司匹林、双嘧达莫（潘生丁）、肝素和尿激酶等。

5. 其他 钙通道拮抗剂，如硝苯地平每日 0.5～1.0 mg/kg，分次服用，有利于减轻尿蛋白。非甾体抗炎药，如吲哚美辛每日 2～3 mg/kg，分次服用，有利于血管炎的恢复。

中成药，如贞芪扶正冲剂、川穹、复方丹参片、银杏叶片、芦丁片，青紫合剂，口服 3～6 个月，可补肾益气和活血化瘀。

## 六、预后及预防

本病预后一般良好，极少数患儿死于肠出血、肠套叠、肠坏死、慢性肾功能或神经系统损害。病程 1 周至数月不等。肾病变者迁延数月或数年，极个别患儿发生肾功能不全。

搞好预防接种工作，加强体育锻炼，提高机体免疫功能。合理喂养，营养均衡，避免过多摄入饮料及油炸食品。预防蚊虫叮咬，合理用药。改善居住环境。

# 第四节 系统性红斑狼疮

系统性红斑狼疮（systemic lupus erythematosus，SLE）是一种多因素参与，广泛累及多系统血管和结缔组织的自身免疫性炎症性疾病，病情复杂多样，临床容易误诊、漏诊，病死率较高，女孩发病率高于男孩。

## 一、病因

本病确切的病因不清楚。大致可概括为，在遗传易感素质的基础上，外界环境作用激发机体免疫功能失调及免疫调节障碍而引起的自身免疫病。紫外线、某些药物过敏和强烈心理情绪及应激状态均可加重病情。

## 二、临床表现

1. 一般症状 不规则发热，伴全身不适、乏力、食欲下降、体重下降、脱发等。

2. 皮疹 对称性日晒加重的颊部蝶形红斑，上胸及肘部等暴露部位可有红斑样斑丘疹，掌跖红斑、指（趾）端掌侧红斑、甲周红斑、指甲下远端红斑等均为血管炎所致。也可有皮肤出血和溃疡。特别要注意鼻腔和口腔黏膜有无溃疡。

3. 关节症状 关节、肌肉疼痛，关节肿胀但无畸形。

4. 心脏 累及心内膜、心肌和心包，可表现为心力衰竭。

5. 肾 从局灶性肾小球肾炎到弥漫性增生性肾小球肾炎，重症可死于尿毒症。肾受累亦可为首发症状。

6. 多发性浆膜炎 可累及胸膜、心包、腹膜，可单独或同时受累，一般不留后遗症。

7. 神经系统 头痛、性格改变、癫痫、偏瘫及失语等。

8. 其他 肝、脾、淋巴结肿大，可有咳嗽、胸痛、呼吸困难等症状。

9. 狼疮危象（lupus crisis） 是由广泛急性血管炎所致急剧发生的全身性疾病，常常危及生命。儿童较成人尤易发生危象，表现为：

（1）持续高热，用抗生素无效。

（2）暴发或急性发作出现以下表现之一者：全身极度衰竭伴有剧烈头痛；剧烈腹痛，常类似急腹症；指尖的指甲下或指甲周围出现出血斑；严重口腔溃疡。

（3）肾功能进行性下降，伴高血压。

（4）出现狼疮肺炎或肺出血。

（5）严重神经精神症状。

## 三、并发症

本病可并发关节肿胀和畸形，并发心力衰竭、尿毒症、癫痫、偏瘫及失语等。可有咳嗽、胸痛、呼吸困难；并发狼疮危象时，常常危及生命。可发生严重口腔溃疡，伴肾性高血压、狼疮肺炎或肺出血等。

## 四、辅助检查

1. 血常规 白细胞计数减少，常 $<4\times10^9/L$；淋巴细胞减少，常 $<1.5\times10^9/L$。不同程度贫血，Coombs 试验可阳性，血小板一般正常，亦可减少。

2. 抗核抗体 多为周边型和斑点型，有抗 dsDNA 抗体、抗 DNP 抗体、抗 Sm 抗体、抗 Ro（SSA）抗体和抗 La（SSB）抗体等。

3. 免疫学检查 C3 降低；IgG 显著升高，IgA、IgM 亦升高，γ 球蛋白升高，呈高 γ 球蛋白血症；循环免疫复合物测定阳性。

4. 尿常规 有尿蛋白、血尿及管型尿。

5. 肝肾功能检查 可有异常。

6. 狼疮带试验 活检取小块皮肤，用直接免疫荧光法观察，可发现表皮与真皮交界线上有颗粒或线状荧光带，为 IgG、IgA、IgM 及补体沉积所致。

7. 肾穿刺活组织检查 对狼疮肾炎的诊断、治疗方案的制定和预后的判断均有重要价值。

## 五、诊断及鉴别诊断

典型病例有蝶形红斑及多系统损害，不难诊断，但早期、轻型及临床表现不典型病例日益增多，诊断较为困难，中华医学会风湿病学会特制定以下诊断标准：

1. 蝶形红斑或盘状红斑。

2. 光过敏。

3. 口腔溃疡。

4. 非畸形性关节炎或关节痛。

5. 浆膜炎、胸膜炎或心包炎。

6. 肾炎蛋白尿或管型尿或血尿。

7. 神经系统损伤、抽搐或精神症状。

8. 血象异常，白细胞 $<4\times10^9$/L 或血小板 $<80\times10^9$/L 或溶血性贫血。

9. 狼疮细胞或抗 dsDNA 抗体阳性。

10. 抗 Sm 抗体阳性。

11. 抗核抗体阳性。

12. 狼疮带试验阳性。

13. 补体低于正常。

符合上述 4 项以上者可确诊，但应排除其他胶原病、药物性狼疮、结核病和慢性活动性肝炎等。

本病应与其他风湿性疾病（如幼年类风湿关节炎、皮肌炎、硬皮病、混合性结缔组织病、血管炎等）鉴别，其他需要鉴别的疾病有细菌或病毒感染、各种类型的肾病、慢性活动性肝炎、血液病（如血小板减少性紫癜、溶血性贫血）等。

## 六、治疗

1. 一般治疗　适当休息，营养均衡，避免日光曝晒及预防接种，慎用各种药物，尤其是可能诱发狼疮的药物，以免诱发疾病活动，适当锻炼，增强体质，预防感染。

2. 糖皮质激素　泼尼松 2 mg/（kg · d），总量≤60 mg，分次服用；病情控制，根据病情剂量逐渐减至 0.5 ~ 1 mg/（kg · d）维持数年。重症可用甲泼尼龙冲击疗法：10 ~ 30 mg/（kg · d），共 3 天，3 天后用泼尼松 1 mg/（kg · d），分次服用。注意血压、血糖，必要时对症治疗。

3. 免疫抑制剂　目前主张与激素合用，远期疗效优于单用糖皮质激素，但需达到一定的累积量。

（1）环磷酰胺：通常与糖皮质激素合用，主要用于狼疮性肾炎的治疗，其剂量为 0.5 ~ 1 g/m$^2$，每月 1 次，连用 6 ~ 8 次。第 8 次后改为每 3 个月 1 次，维持 1 ~ 3 年。环磷酰胺（CTX）静脉冲击治疗的同时，应强调采用大量输入平衡液体，即水化疗法，注意肝肾功能等。

（2）其他免疫抑制剂：来氟米特、吗替麦考酚酯、甲氨蝶呤（MTX）、环孢素 A、长春新碱、硫唑嘌呤、苯丁酸氮芥（瘤可宁）等药物均用于治疗系统性红斑狼疮，该类药物各有优缺点，需根据患儿病情或肾的病理类型酌情选用。

4. 抗疟药物　羟氯喹 5 ~ 6.5 mg/（kg · d），因对系统性红斑狼疮引起的皮肤损害及肌肉关节症状效果较好，也用于治疗盘状狼疮，但用药期间应定期检查眼部及监测心电图。

5. 大剂量静脉输注免疫球蛋白　方法为：400 mg/（kg · d），连续 3 ~ 5 天，以后酌情每月 1 次，用于严重的血小板减少，或重症狼疮合并感染，激素及免疫抑制剂治疗效果不佳的患者。

6. 细胞因子　重组人Ⅱ型受体抗体融合蛋白肿瘤坏死因子、重组人白细胞介素受体拮抗剂等细胞因子受体及其拮抗剂和单克隆抗体近年广泛用于临床，取得一定疗效，积累了大量临床经验。

7. 血浆置换与免疫吸附法　近年来对重症系统性红斑狼疮、暴发型狼疮、急进性狼疮肾炎、高度免疫活动者，或对激素免疫抑制剂治疗无效，或有应用禁忌证的患儿，采用血浆置换及免疫吸附的办法，挽救了大量患儿的生命。

8. 造血干细胞移植 目前也试用于临床，但尚待积累临床经验。

9. 对症治疗 若肾受累、脑神经麻痹及精神失常出现相应症状时，给予相应治疗。若继发感染时，选用有效抗菌药物进行抗感染治疗。

## 七、预防

本病病因和发病机制尚不明了，紫外线、药物、感染等刺激可使有红斑狼疮素质的人发病，应注意预防。

## 八、预后

儿童系统性红斑狼疮发病急、病情重、进展快，易复发，预后较成人差，其预后与疾病的活动程度、肾损害的类型和进展情况、临床血管炎的表现以及多系统受累的情况有关。该病常见死亡原因有感染、肾衰竭、中枢神经系统病变和脑血管意外、肺出血、肺动脉高压及心肌梗死等。

（崔亚梅）

# 第十四章　遗传代谢性疾病

## 第一节　概　　论

随着分子生物学技术的迅速发展，遗传性疾病的研究由细胞水平进入分子水平，使我们对众多疾病的发病机制在广度和深度上有了新的认识，据有关资料统计，有20%～25%的人患遗传病或与遗传相关疾病。

### 一、遗传性疾病

遗传性疾病简称遗传病，是指生殖细胞或受精卵的染色体和基因发生突变（或畸变）所引起的疾病。

根据遗传物质的结构及功能改变的不同，可将遗传病分为三大类，即基因病（gene disorders）、染色体病（chromosome disorders）和体细胞遗传病（somatic genetic disorders）。

1. 基因病　遗传物质的改变仅涉及基因水平，称为基因病，分为以下几种情况：

（1）单基因病（monogenic disease）：指一对主基因突变导致的疾病，分为常染色体、X连锁显性和隐性遗传病。

（2）线粒体病（mitochondrial disease）：是遗传缺损使线粒体代谢酶缺陷，引起ATP合成障碍、能量来源不足导致的一组异质性病变。

（3）分子病（molecular disease）：是指人类DNA缺陷，引起蛋白质和酶的结构与功能发生异常引起的一类疾病。如珠蛋白生成障碍性贫血、血友病、肝豆状核变性、苯丙酮尿症等。

（4）多基因遗传病（polygenic inherited disease）：由多对基因与环境因素共同作用产生的遗传病。如高血压、糖尿病等。

2. 染色体病　由于染色体数目的增多或减少，或染色体各种畸变引起的疾病，可分为常染色体病和性染色体病两大类。常染色体病如唐氏综合征（21三体综合征），性染色体病如特纳（Turner）综合征等。

3. 体细胞遗传病　是体细胞中的遗传物质改变所引起的疾病。如各种肿瘤。

此类疾病的诊断主要根据临床表现及染色体核型分析，目前尚无有效治疗方法。

### 二、遗传代谢病

遗传代谢性疾病（inborn errors of metabolism，IEM）是因人体内某种酶的缺乏或无活性致使代谢终末产物缺乏或旁路代谢产物大量蓄积引起器官（特别是脑）的发育和功能异常，属常染色体隐性遗传单基因病。可分为糖、氨基酸、脂质代谢缺陷及金属代谢缺陷 4 类。

遗传代谢性疾病的诊断有赖于各项实验室检查。根据临床特点和病史，由简到繁，由初筛到精确选择。

实验室检查项目包括：尿液的色泽与气味，尿液还原物试验，尿液筛查试验，血、尿液氨基酸分析，有机酸分析，酶学分析，血液生化检测，基因诊断等。

该类疾病的治疗主要是限制饮食，控制内源性毒性代谢物质产生，加速毒性产物清除，药物、辅助因子替代终末代谢产物，基因转移治疗和对症支持治疗。

## 第二节　唐氏综合征

唐氏综合征［Down 综合征（trisomy 21 syndrome），又称 21 三体综合征或先天愚型］，是人类最早被确定且最常见的常染色体病。活婴中发病率为 1/（600 ~ 800），孕母年龄越大，发病率越高。临床主要表现为智能障碍、特殊面容及体格发育落后，并伴多发畸形。

### 一、遗传学基础

唐氏综合征的细胞遗传学特征是第 21 号染色体呈三体征表现，胚胎体细胞内存在一条额外的 21 号染色体。

### 二、临床表现

1. 智能落后　这是本病最突出、最严重的临床表现。智能落后随年龄的增长日益明显。

2. 生长发育迟缓　患儿出生时的体重和身长均落后于正常儿，出生后发育均较正常儿迟缓，身材矮小，四肢短粗，骨龄落后，肌张力低下。

3. 特殊面容　出生时即有明显的特殊面容，表情呆滞，眼距宽，眼裂小，鼻梁低平，张口伸舌，流涎，颈短而宽。

4. 皮纹特点　可有通贯手，第 5 指只有一条指褶纹。

5. 伴发畸形　约 50% 的患儿伴先天性心脏病，其次是消化道畸形、免疫功能低下，部分男孩有隐睾、小阴茎，女孩无月经，多数成年后无生育能力。

### 三、辅助检查

#### （一）细胞遗传学检查

根据核型分析本病可分为三型：

1. 标准型　约占患儿总数的 95%，其核型为 47，XY（或 XX），+21。

2. 易位型　占 2.5% ~ 5%，共有 46 条染色体，其中一条为额外的 21 号染色体发生着丝粒融合。

3. 嵌合体型　占 2% ~ 4%，其核型 90% 为 46，XY（或 XX）/47，XY（或 XX），+21。

#### （二）分子细胞遗传学检查

以 21 号染色体相应片段应用 FISH 技术进行诊断。

## 四、诊断及鉴别诊断

典型病例根据特殊面容、皮纹特点、智能及生长发育落后等不难做出诊断，但应做染色体核型分析以确诊。

本病应与先天性甲状腺功能减退症相鉴别。

## 五、治疗

本病目前尚无有效的治疗方法，可采取综合措施，全面康复治疗，预防感染，如伴有先天性心脏病或其他畸形者，考虑手术矫治。

## 六、预防

对高危孕妇应作羊水细胞或绒毛膜细胞染色体检查来进行产前诊断。

# 第三节　苯丙酮尿症

苯丙酮尿症（phenylketonuria，PKU）是由于苯丙氨酸代谢途径中的酶缺陷，使苯丙氨酸不能转变为酪氨酸，引起苯丙氨酸及其酮酸蓄积并从尿中大量排出的一种氨基酸代谢性疾病。属常染色体隐性遗传病。临床主要表现为智能低下、惊厥发作和色素减少。我国发病率约为 1/16 500。

## 一、病因

本病主要为肝内苯丙氨酸羟化酶或合成辅酶四氢生物蝶呤（$BH_4$）的相关酶的活性低下或缺乏，导致苯丙氨酸代谢障碍。

## 二、临床表现

患儿出生时正常，一般在 3～6 个月时出现症状，1 岁时症状明显。

1. 神经系统　以智力发育落后为主，约有 25% 的患儿出现惊厥，继之智力发育落后日渐明显，约 80% 有脑电图异常。

2. 外貌　患儿在出生数月后因黑色素合成不足，皮肤、毛发和虹膜色泽变浅。皮肤干燥。

3. 其他　常见呕吐和皮肤湿疹，由于尿和汗液中排出苯乙酸而呈特殊的鼠尿臭味。

## 三、辅助检查

1. 新生儿期筛查　新生儿哺乳 2～3 天后，针刺足跟采集外周血行苯丙氨酸浓度测定。
2. 尿三氯化铁试验　是检测尿中苯丙氨酸的化学呈色法。
3. 血浆氨基酸分析　正常 $< 120\ \mu mol/L$，经典型 $> 1\ 200\ \mu mol/L$
4. 尿液有机酸分析　为本病提供生化学诊断依据。
5. 尿蝶呤分析　应用高压液相层析测定尿液中新蝶呤和生物蝶呤的含量。
6. 酶学诊断　$BH_4$ 可采用外周血中红细胞、白细胞或皮肤成纤维细胞测定。
7. 基因诊断。

## 四、诊断及鉴别诊断

本病由于患儿早期症状不典型，所以必须借助实验室检查以确诊。

需与高苯丙氨酸血症相鉴别。

## 五、治疗

本病诊断一旦明确，应立即给予积极治疗，开始治疗的年龄愈小，效果愈好。主要采取饮食疗法。

1. 低苯丙氨酸饮食　主要适用于典型PKU和血苯丙氨酸持续高于1.22 mmol/L（20 mg/dL）的患儿。可给特制的低苯丙氨酸奶粉喂养，添加辅食时应以蔬菜、水果、淀粉类等低蛋白质食物为主，至少控制饮食至青春期以后。

2. $BH_4$、5-羟色胺和左旋多巴　$BH_4$缺乏型患儿除饮食控制外，可给予此类药物。

## 六、预防

避免近亲结婚。对有PKU家族史的孕妇必须应用DNA分析或检测羊水中蝶呤含量等方法对胎儿进行产前诊断。开展新生儿筛查，以早期发现、早期治疗。

（李菊华）

# 第十五章　内分泌系统疾病

## 第一节　概　　论

内分泌系统是一组以激素作为基础，调控机体形成、生长、发育、成熟、衰老的特殊系统。其内分泌腺及内分泌细胞分布于全身各个器官及组织内，各自受上一级内分泌细胞分泌的激素调控，同时分泌相应激素调控下一级内分泌细胞。人体各种组织均受到各种各样的激素调控，儿童各个生长发育时期占主导地位的激素不同。

儿童内分泌系统处于不断发育和成熟的过程中，受遗传、自身和外界环境的影响，其内分泌细胞功能容易出现失常状态，若分泌过多激素，出现功能亢进的临床表现，若激素分泌不足，则出现功能低下的临床表现，身体则不能进行正常的生长、发育、生殖等生理活动。

儿童内分泌系统疾病的治疗原则为：补充不足的激素，尽可能清除过多的激素，有明确病因的疾病针对病因进行治疗，无明确病因的疾病对症治疗。

儿童内分泌系统疾病治疗的目标为：控制各种内分泌细胞分泌的激素在正常范围内，维持正常的生长发育及新陈代谢。

## 第二节　儿童糖尿病

### 一、定义

儿童糖尿病是由于胰岛素分泌不足或利用障碍所引起的糖、脂肪、蛋白质代谢失调症候群。儿童糖尿病可见于各年龄阶段，以学龄期和青春发育期多见，近年儿童糖尿病呈低龄化表现，无性别差异。

### 二、分类

根据不同的病因，可将儿童糖尿病分为：原发性糖尿病和继发性糖尿病。原发性糖尿病分为：胰岛素依赖型糖尿病（IDDM），又称为 1 型糖尿病；非胰岛素依赖型糖尿病（NIDDM），又称为 2 型糖尿病。

### 三、病因

儿童糖尿病的病因及发病机制目前尚未完全阐明，多认为是一种有先天遗传背景，经后天多种因素作用后起病的自身免疫病。

## 四、临床表现

1. 典型表现 起病急骤，典型表现为明显多尿、多饮、多食、体重下降（即“三多一少”）。

2. 糖尿病酮症酸中毒 因儿童“三多”症状不易被发现，若有感染、饮食过量、误诊、中断胰岛素治疗等诱发因素存在，易发生糖尿病酮症酸中毒。临床表现为：食欲缺乏、恶心、呕吐、腹痛、体温不升及嗜睡，甚至昏迷等，患儿呈深大呼吸、节律不齐，呼气中带有酮味。常被误诊为其他疾病，危及生命。

3. 其他表现 当合并呼吸道感染、泌尿道感染、消化道感染时而出现相应的临床表现。

4. 糖尿病晚期表现 晚期常出现蛋白尿、高血压、肾衰竭等糖尿病肾病的临床表现，还可见白内障、视力障碍、视网膜病变等糖尿病眼病的临床表现。

## 五、辅助检查

1. 血液检查

（1）血糖测定：随机血糖≥11.1 mmol/L，空腹血糖≥7.0 mmol/L（以静脉血为标准）。

（2）血浆 C 肽测定：儿童 1 型糖尿病时，C 肽值明显低下。

（3）糖化血红蛋白（HbAlc）：可反映近 2 个月血糖平均浓度。

（4）口服糖耐量试验（OGTT）：2 h 血糖值≥11.1 mmol/L。

（5）血气分析：反映是否存在代谢性酸中毒。

（6）血脂：血清胆固醇、三酰甘油和游离脂肪酸升高。

2. 尿液检查

（1）糖尿：定性为阳性。

（2）酮体：阳性提示酮症酸中毒。

（3）蛋白尿：微量蛋白尿，提示有早期糖尿病肾病。

（4）管型尿：提示有弥漫性硬化性肾小球肾炎。

3. 其他检查

（1）拍 X 线胸片除外肺结核。

（2）腹部 B 超检查肝和胰腺。

（3）眼科检查眼底。

## 六、诊断

根据患儿出现明显多饮，多尿、多食和消瘦，空腹血糖≥7.0 mmol/L，口服葡萄糖耐量试验 2 h 血糖值≥11.1 mmol/L，或随机血糖≥11.1 mmol/L，可诊断糖尿病。

## 七、治疗

儿童糖尿病的治疗目的为：消除症状，稳定血糖；维持儿童正常生长和性发育；防止中晚期并发症出现；了解患儿的心理障碍、情绪变化，给予精神支持和帮助。

1. 饮食治疗

（1）保证热量供给。

（2）饮食成分组成，蛋白质以动物蛋白质为主，脂肪以植物油为主，糖类以大米、谷类为主。

2. 胰岛素替代治疗　常用胰岛素剂型包括，速效胰岛素类似物、短效胰岛素（RI）、中效珠蛋白胰岛素（NPH）、长效的鱼精蛋白胰岛素（PZI）以及预混胰岛素等。

3. 运动治疗　根据患儿的耐受及喜好设计锻炼的强度及方式。

4. 控制和预防感染　根据感染部位酌情选用敏感抗菌药物积极治疗。

5. 糖尿病酮症酸中毒的治疗　糖尿病酮症酸中毒为儿童时期的急危重症，及时、有效的治疗是儿童存活与否的关键。治疗的关键是及时、合理、有效的液体治疗，及时加用胰岛素控制血糖。

### 八、预后

糖尿病的预后取决于血糖控制良好与否。血糖水平长期高于治疗的理想范围者易发生各种慢性并发症。

## 第三节　先天性甲状腺功能减退症

### 一、定义

先天性甲状腺功能减退（congenital hypothyroidism，简称甲减），是由于甲状腺激素合成不足所造成的一种疾病。

### 二、分类

根据病因的不同，本病可分为两类：①散发性：系先天性甲状腺发育不良、异位或甲状腺激素合成途径中酶缺陷所造成。②地方性：多见于甲状腺肿流行的山区，是由于该地区水、土和食物中碘缺乏所致。

### 三、病因

**（一）散发性先天性甲减（sporadic congenital hypothyroidism）**

1. 甲状腺不发育、发育不全或异位。
2. 甲状腺激素（thyroid hormone）合成障碍。
3. 促甲状腺激素（thyroid-stimulating hormone，TSH）缺乏。
4. 母亲因素。

**（二）地方性先天性甲减（endemic congenital hypothyroidism）**

多因孕妇饮食缺碘，致使胎儿在胚胎期即因碘缺乏而导致甲减。

### 四、临床表现

本病典型临床表现为：智能落后、生长发育迟缓、生理功能低下。但各个年龄段有不同的表现，具体如下：

1. 新生儿期的临床表现　患儿常为过期产；出生体重常大；排胎便延迟，常有腹胀、便秘、脐疝，易被误诊为先天性巨结肠；生理性黄疸期延长；对外界反应低下，肌张力低，吮奶差；呼吸慢，哭声低且少，体温低（常 $<35$℃），四肢冷，末梢循环差，皮肤出现斑纹或有硬肿现象等。

2. 出生 3 ~ 6 个月后的典型症状

（1）特殊面容和体态：头大，颈短，皮肤粗糙，毛发稀疏、无光泽，面部黏液水肿，眼睑水肿，眼距宽，鼻梁低平，唇厚，舌大而宽厚、常伸出口外。患儿身材矮小，躯干长而四肢短小，腹部膨隆，常有脐疝。

（2）神经系统症状：智能发育低下，运动发育障碍，如会翻身、坐、立、走的时间都延迟。

（3）生理功能低下：对周围事物反应差，嗜睡，纳差，声音低哑，体温低伴有怕冷，脉搏及呼吸缓慢，腹胀，便秘，肌张力低。

3. 地方性甲状腺功能减退症　临床表现为两种不同的类型，但可相互交叉重叠：

（1）“神经性”综合征：主要表现为：共济失调、痉挛性瘫痪、聋哑、智能差，但身材正常，甲状腺功能正常或轻度减低。

（2）“黏液水肿性”综合征：表现为显著的生长发育和性发育落后、智力低下、黏液性水肿等。

## 五、辅助检查

1. 早期诊断　新生儿筛查。

2. 确诊检查　$T_4$ 降低、TSH 明显升高即可确诊。

3. TRH 刺激试验　若血清 $T_4$、TSH 均低，则疑 TRH、TSH 分泌不足，应进一步做 TRH 刺激试验。

4. X 线检查　做左手和腕部 X 线片，评定患儿的骨龄。本病患儿骨龄常明显落后于实际年龄。

5. 核素检查　SPECT 可检测患儿甲状腺的大小、形状、位置及甲状腺发育情况。

## 六、诊断及鉴别诊断

本病早期诊断、早期治疗极为重要。

1. 诊断　典型的临床症状结合甲状腺功能测定，本病诊断不难。

2. 鉴别诊断　年长儿应与先天性巨结肠、唐氏综合征、佝偻病、骨骼发育障碍等疾病相鉴别。

## 七、治疗

1. 原则　一旦确诊，立即 L- 甲状腺素钠终身替代治疗。

2. 用药方法　用药量从小剂量开始，逐渐加量，间隔 1 ~ 2 周加量 1 次。

3. 用药目标

（1）TSH 浓度正常，血 $T_4$ 正常或偏高值，以备部分 $T_4$ 转变成 $T_3$。

（2）临床表现好转：心率维持在儿童 110 次 /min、婴儿 140 次 /min，智能进步。

4. 随访　在随访过程中，应注意观察生长发育情况及血清 $T_4$、TSH 浓度，随时调整剂量。

5. 辅助治疗　低盐饮食，但应富碘、蛋白质、维生素及矿物质。

## 八、预后

如果出生后3个月内开始治疗，预后较佳，智能绝大多数可达到正常；如果未能及早诊断而在6个月后才开始治疗，虽然给予甲状腺素可以改善生长状况，但是智能仍会受到严重损害。

## 九、预防

新生儿筛查是早期诊断、预防脑发育受损的最佳手段，对任何病因导致的本病均有预防作用。碘化食盐对地方性甲减有效。

# 第四节　性　早　熟

## 一、概念

性早熟（sexual precocity）是女孩在8岁以前、男孩在9岁以前出现性发育征象。

青春期发育过程受控于下丘脑－垂体－性腺轴所分泌的激素促性腺激素释放激素（GnRH）、促性腺激素（Gn），即黄体生成素（LH）和卵泡刺激素（FSH），促进卵巢和睾丸发育，并分泌雌二醇和睾酮。

## 二、分类

性早熟的分类
- 真性性早熟（GnRH依赖性、中枢性）
  - 特发性真性性早熟（PCPP）
  - 非特异性真性性早熟
- 假性性早熟（非GnRH依赖性、外周性）
  - 同性性早熟
  - 异性性早熟
- 不完全性性早熟（部分性性早熟）
  - 单纯性乳房早发育
  - 单纯性阴毛早发育
  - 单纯性月经早现

1. 真性性早熟（又称中枢性性早熟、GnRH依赖性性早熟）　特发性中枢性性早熟（idiopathic central precocious puberty ICPP）：是儿童真性性早熟的常见原因。女性常在8岁前出现第二性征发育，男性在9岁前出现第二性征发育。男孩一般具有家族性倾向，可能为性连锁遗传。两性都表现为身高骤长，骨龄提前，最终可使骨骺过早融合，使成年身高变矮。性心理成熟也提前。

2. 假性性早熟（又称外周性性早熟、非 GnRH 依赖性性早熟） 假性性早熟的临床仅表现为某些第二性征的出现，即无下丘脑－垂体－性腺轴（HPGA）的启动，无生殖细胞（精子和卵泡）成熟，无生育能力，可以是同性性早熟，亦可是异性性早熟。

3. 不完全性性早熟（又称部分性性早熟，正常变异型青春发育） 指某特种第二性征单独出现，是由于下丘脑－垂体－性腺轴（HPGA）的部分启动，一般为自限性。

（1）单纯乳房早发育：以 6 个月 ~ 2 岁女孩多见，乳腺轻度发育，常呈现周期性变化，不伴有阴道出血，外阴保持幼稚型，无阴毛和腋毛生长，可有家族史。部分患者可逐步演变为真性性早熟，故此类患儿应注意追踪检查。

（2）单纯阴毛早现：指女孩 8 岁以前、男孩 9 岁前呈现阴毛，多伴有骨龄提前，女孩有青春期后发生多囊卵巢综合征的潜在风险。

（3）单纯月经早现：1 ~ 9 岁女孩月经来潮，无其他性早熟表现，应排除误服避孕药、阴道异物、生殖道肿瘤、卵巢囊肿等情况。

4. 其他系统疾病伴发的性早熟

（1）中枢神经系统疾病所致性早熟症。

（2）原发性甲状腺功能减退症（甲减）伴性早熟症。

（3）多发性骨纤维异样增殖症（Albright syndrome）伴性早熟。

（4）McCune-Albright 综合征。

## 三、辅助检查

1. 血浆 FSH、LH 测定 特发性性早熟患儿血浆 FSH、LH 基础值可高于正常，需借助于 GnRH 刺激试验，亦称黄体生成素释放激素（LHRH）刺激试验。

2. 骨龄测定 根据手和腕部 X 线片评定骨龄，性早熟患儿一般骨龄超过实际年龄。

3. B 超检查 选择盆腔 B 超检查女孩卵巢、子宫的发育情况，男孩注意睾丸、肾上腺皮质等部位。

4. CT 或 MRI 检查 怀疑颅内肿瘤或肾上腺疾病所致者，应进行头颅或腹部 CT 或 MRI 检查。

5. 其他检查 根据患儿的临床表现可进一步选择其他检查，如怀疑甲状腺功能减退可测定 $T_3$、$T_4$、TSH，性腺肿瘤睾酮和雌二醇浓度增高，先天性肾上腺皮质增生症患儿血 17- 羟孕酮（17-OHP）和尿 17- 酮类固醇（17-KS）明显增高。

## 四、治疗

本病治疗原则为：积极寻找病因，针对病因治疗。

中枢性性早熟的治疗目的为：①抑制或减慢性发育，特别是阻止女孩月经来潮；②抑制骨骼成熟，改善成人期最终身高；③恢复相应年龄应有的心理行为。

## 五、预防

1. 避免外源性性激素，如儿童服用含性激素的滋补饮料、食品、药物或长期使用含雌激素的化妆品，造成摄入性激素，可引起非 GnRH 依赖性性早熟。

2. 性早熟患儿因有性腺发育，易造成孩子的心理障碍，家长及老师均应关注孩子的身心发育，必要时可采取心理辅导治疗。

（崔亚梅）

# 第十六章　儿童意外伤害与急救

## 第一节　儿童意外伤害概论

### 一、预防儿童伤害是儿科领域的新挑战

儿童伤害问题已被国际学术界认为是21世纪儿童期重要的卫生问题，也是21世纪儿科和儿童保健领域里的一个前沿课题。由于社会和经济的发展，儿童伤害在我国日益突出，成为影响我国儿童健康状况的公共卫生问题，儿童意外伤害的预防是我国儿童健康的新挑战，已经成为摆在儿科医务工作者面前的重要任务。如意外窒息、溺水是我国绝大多数农村地区婴儿和1~4岁儿童的主要死亡原因。在城市，车祸是儿童意外死亡的第1位原因。因此，降低儿童意外伤害死亡率既是十分重要又是十分艰巨的任务。对照WHO的调查，在预防儿童伤害发生、降低儿童意外伤害死亡率方面，我国还存在以下问题和困难：

1. 重视和投入不足。
2. 部门间协调不够，缺乏完善的儿童伤害防治管理机制。
3. 缺乏儿童伤害预防控制的专业队伍。
4. 缺乏有效的儿童伤害预防措施。
5. 缺乏儿童伤害检测系统。
6. 儿童伤害研究滞后。
7. 对学生和家长的安全教育不够。
8. 安全促进及安全社区创建推行缓慢。

### 二、伤害的定义

人类最早关注的疾病就是伤害，但过去人们习惯于将意外伤害定义成“意外事故”（accident），并没有将其纳入疾病分类中。

到20世纪70年代，一些发达国家已注意到意外伤害的严重性，将“意外事故”作为一类疾病，“意外事故”被定义为突然发生的事件对人体所造成的损伤，包括各种物理、化学和生物因素。

1996年在澳大利亚召开的第三届伤害国际会议上，开始使用“伤害”（injury）一词代替“意外事故”（accident）。

### 三、伤害的分类

伤害分类方法很多，目前尚无统一标准。根据造成伤害的意图分类，可把伤害分为

意外伤害（也称为非故意伤害）和故意伤害两大类。

（1）意外伤害：指无目的、无意造成的伤害。

（2）故意伤害：指有目的、有意自害或加害于他人所造成的伤害，故意伤害常常统称为暴力（violence）。

根据伤害的性质分类，即通用的国际疾病分类（ICD）系统分类是目前通用的分类方法。

**（一）ICD-10 分类**

我国于 2002 年开始采用 ICD-10 分类标准（表 16-1）。

**表 16-1　ICD-10 伤害外因分类**

| 类别 | 编码 |
| --- | --- |
| 1. 意外事故 | V01-X59 |
| （1）运输事故 | V01-V99 |
| （2）意外损失的其他原因 | W00-X59 |
| 2. 故意自杀 | X60-X84 |
| 3. 加害 | X85-Y09 |
| 4. 意图不明确的事件 | Y10-Y34 |
| 5. 依法处理和作战行动 | Y35-Y36 |
| 6. 医疗和手术的并发症 | Y40-Y84 |
| 7. 外因的后遗症导致的疾病和死亡 | Y85-Y89 |
| 8. 与分类的疾病和死亡原因有关的补充因素 | Y90-Y98 |

意外事故包括运输事故和意外伤害的其他原因。

1. 运输事故

（1）行人、骑自行车人员、机动车乘员和非机动车乘员等在陆地运输事故中的伤害。

（2）水上运输、航天和航空运输事故伤害。

2. 意外伤害的其他原因

（1）跌落伤。

（2）无生命机械力伤害，如被物体撞击、利器切割、动力机械、火器发射、烟火发射、碰撞物体、挤压、轧住或夹住等伤害。

（3）有生命机械力伤害，如被别人打、踢、抓、咬，被别人碰撞或撞击别人，踩踏、挤压，被动物咬伤或抓伤，被昆虫咬伤或蜇伤，被植物刺伤等伤害。

（4）其他伤害，如溺水、窒息、辐射和气温、气压伤害，接触有毒动植物所致伤害、中毒，接触热、烫物质，自然力量伤害，过度疲劳或操劳等。

**（二）国际儿童伤害外部原因分类**

国际伤害外部原因分类（ICECI）是一套全面记录和描述伤害发生原因的分类体系，主要用于伤害监测。

### （三）中国儿童伤害性疾病的分类

1987 年，我国卫生部参照 ICD-9 分类标准，结合我国实际制定了中国伤害性疾病分类（CCD），CCD 所确定的损伤与中毒的原因分类包括 E1 ~ E15（表 16-2）。

表 16-2　中国 CCD 损伤与中毒外部原因分类

| CCD-87 编码内容 | |
|---|---|
| E1 | 损伤和中毒全部原因 |
| E2 | 机动车辆交通事故 |
| E3 | 机动车辆以外交通事故 |
| E4 | 意外中毒 |
| E5 | 意外跌落 |
| E6 | 火灾 |
| E7 | 自然和环境因素所致事故 |
| E8 | 溺水 |
| E9 | 意外机械窒息 |
| E10 | 砸死 |
| E11 | 机械切割和穿刺工具意外事故 |
| E12 | 触电 |
| E13 | 其他意外效应和有害效应 |
| E14 | 自杀 |
| E15 | 他杀 |

### （四）儿童伤害调查的常用分类

1. 根据儿童意外伤害的特点，对照 ICD-10 伤害分类，进行儿童意外伤害调查时采用的常见分类有：

（1）溺水（drowning）。

（2）窒息（chocking/suffocation）。

（3）中毒（poisoning）。

（4）交通伤害（traffic injury）。

（5）烧烫伤（fires /burns/scalds）。

（6）叮咬伤或动物致伤（bitten or struck by animal）。

（7）跌落伤（fall）。

（8）碰撞 / 挤压伤（hit/struck/crash）。

（9）割 / 刺伤（cutting and piercing）。

（10）触电（electric current injury）。

（11）其他（the others）。

2. 可根据研究目的的不同，对儿童故意伤害进行分类调查，如故意伤害调查可采用如下分类：

（1）虐待与忽视（abuse and neglect）。

（2）自杀与自伤（suicide and self-harm）。

（3）他杀（homicide）。

（4）暴力（violence）。

# 第二节　溺　　水

## 一、定义

溺水（drowning）是指当淹没 / 沉没在液体中时，人体经历呼吸系统损害的过程。儿童溺水可以理解为由于气道淹没在一种液体媒介里，导致不能呼吸的事件。

## 二、原因及危险因素

### （一）内在原因及危险因素

1. 年龄与性别　初学走路的男女幼儿、青少年男性是意外溺水的高危险人群，男孩是预防溺水的主要对象。

2. 儿童无自我保护能力，相互救助会导致更严重的溺水悲剧。

3. 事故倾向　某些儿童，尤其是男孩，性格外向者，好动、活动频率高、范围广，经常到水边玩耍、游泳，出现以失足落水致死为多见的溺水现象。

4. 疾病导致　如行走在桥上或河边时突然癫痫发作而跌入水中。游泳时心脏病、癫痫或其他疾病复发容易发生溺水；青少年如果在酒后去游泳，酒精会使人的判断力受影响，易发生淹溺沉没。

5. 没有学会游泳的学龄儿童溺水死亡多与游泳活动有关。

### （二）外在原因及危险因素

1. 留守儿童　由老人边干家务边照看孩子，或让大年龄孩子看管以及与其他孩子一起玩耍。由于无专人照看或监管不够，容易发生掉入水塘、跌入粪池、栽入水缸等伤害事件。

2. 家庭因素　家庭关系较好，儿童易接受家长的安全教育，不会擅自与其他同学去游泳。

3. 周围环境　有危险水源，如农村多数自然水体池塘、湖、河、水库等无围栏，且距离村庄、学校较近；城市中则因下水道的沙井盖被盗，儿童青少年容易不慎跌入而发生溺水。

4. 船舶运输方面　船舶超载及没有救生设备。

5. 急救水平　许多人对心肺复苏并不了解，溺水者常常因抢救不及时，失去了最佳抢救时机而死亡。

## 三、临床特点

溺水后由于呼吸道关闭、喉头强烈痉挛和（或）大量水分、杂物阻塞呼吸道，而阻碍呼吸，造成窒息和缺氧，严重时导致心脏停搏。溺水儿童的主要临床特点是呼吸微弱或停止。溺水者面部青紫、肿胀，双眼充血，口腔和气管充满血性泡沫，肢体冰冷，脉搏细弱，甚至抽搐，或呼吸心搏停止。

### 四、预防及干预措施

加强安全教育，提高家长的安全意识，加强对儿童的看护，开设游泳课程，改变家庭周围的危险环境及加强水域安全性保障，加强急救技能培训。

## 第三节　道路交通伤害

### 一、定义

道路交通伤害（road traffic injury，RTI）是由于道路交通碰撞，导致的致死性或非致死性的伤害。

### 二、原因及危险因素

#### （一）人为因素

1. 驾驶员因素　全社会遵守交通规则的意识淡薄。

2. 儿童和家长因素　儿童和家长对交通伤害的认识不足也是一个主要原因，儿童缺少交通安全知识和自我保护能力。成人“儿童乘车安全”方面的意识薄弱也容易导致儿童道路交通伤害。

#### （二）道路状况及环境因素

交通安全设施不完善是儿童道路交通伤害发生的重要原因。另一个原因是交通密度，如城市街道交通密度过高。

#### （三）车辆因素

车辆因素也不可忽视，如因车辆超载或老旧导致刹车失灵。

### 三、临床特点

道路交通伤害好发部位主要为头部，临床常见表现为颅骨骨折、颅内损伤、脑震荡、头颈部挫伤等；其次为下肢，临床常表现为下肢骨折和挫伤。向前冲力造成身体滚动则导致内脏损伤。

在严重的儿童交通伤中，最常见的是肢体外伤（包括肢体骨折），其次为头颅部外伤，胸腹内脏损伤略少见。颅脑损伤是最常见及重要的死亡原因，交通伤是儿童颈椎损伤的第一位原因。

当自行车把手突然撞击腹部（常为左季肋部）可造成脾破裂，伴有肠穿孔和腹膜后血肿，故称为“自行车把综合征”。成人带儿童骑自行车时如无特殊防护，易造成儿童踝关节伤、踝部骨折和跟骨骨折。

### 四、预防及干预措施

加强交通法规宣传，增强安全意识，加强道路交通安全管理。

# 第四节　意 外 窒 息

## 一、定义

意外窒息是指呼吸道内部或外部障碍引起的血液缺氧的状态，不包括新生儿出生时由于缺血缺氧引起的新生儿窒息。

## 二、分类

意外窒息根据外因分类包括：

1. 在床上意外窒息和绞窄，如由于被单、母亲的身体、枕头捂蒙引起。
2. 其他意外悬吊和绞窄。
3. 由于塌方、坠落土块和其他物质造成对呼吸的威胁，不包括自然灾害引起的塌方。
4. 吸入胃内容物。
5. 吸入或咽下食物引起的呼吸道梗阻。
6. 吸入或咽下其他物质引起的呼吸道梗阻。

## 三、原因及危险因素

1. 意外窒息的主要原因　是蒙被窒息和气管异物引起，其原因及危险因素

（1）婴儿与父母亲同床睡觉蒙被或被父母不慎挤压导致的窒息。

（2）松软枕头或床上衣物等捂住婴儿的口鼻而导致窒息。

（3）脖子上链子和绳子绞勒导致窒息。

（4）误吸果冻导致儿童窒息死亡，另外，花生、硬糖等食物，药物，以及硬币、笔套、玩具的小零件也是气管窒息的常见原因。

（5）乳房堵塞婴儿口鼻导致的窒息。

（6）溢奶。婴儿吃完奶后仰着睡觉，发生溢奶会吸入气管而窒息。

2. 意外窒息的其他危险因素

（1）蒙被窒息。

（2）为了保暖将被子和棉衣等盖在婴儿头部而造成窒息。

## 四、临床特点

1. 蒙被综合征　多见于1岁以下婴儿，是一组以衣被捂闷造成的缺氧、高热、大汗及高渗性脱水为病理基础而导致全身多系统损害的综合征。

2. 气管异物　异物吸入气管，最突出的症状是剧烈的刺激性呛咳，出现气急、憋气、声嘶、面色苍白或青紫、呼吸困难。如异物落入气管，上述症状会减轻，出现长期咳嗽、发热，反复出现肺炎、肺脓肿等。

## 五、预防及干预措施

1. 提高父母安全意识，改变不良育儿行为。

2. 提供儿童安全食品。

3. 加强对家长的急救培训，提高现场救护能力。

# 第五节 急 性 中 毒

## 一、概述

### （一）定义

儿童急性中毒（acute poisoning）是指机体在短时间内接触或吸收了对健康有害的物质（药物、食物、有害气体和有害动植物等）造成急性器官或组织的生理功能障碍或永久性的病理状态甚至死亡，而产生的一系列症状和体征。多发生在婴幼儿至学龄前期，是儿科急诊的常见疾病之一。

### （二）中毒的途径

1. 消化道途径中毒　最多见，常见的原因有食物中毒、误服药物、灭鼠药或杀虫剂中毒、有毒动植物中毒等。

2. 呼吸道吸入中毒　多见于有害气体的吸入。常见有一氧化碳中毒、有机磷吸入中毒等。

3. 皮肤接触中毒　儿童皮肤较薄，脂溶性毒物易于吸收。常见于穿着有农药污染的衣服、蜂刺、虫咬、动物咬伤、强酸、强碱等。

## 二、诊断

1. 病史　由于儿童，尤其是婴幼儿的特点，家属陈述病史非常重要。因此应详细询问：发病经过，病前饮食内容，生活情况，活动范围，家长职业，环境中有无有毒物品，特别是杀虫、毒鼠药，家中有无常备药物，经常接触哪些人，同伴儿童是否同时患病等。

儿童急性中毒临床症状与体征常无特异性，首发症状多为呕吐、腹痛、腹泻、惊厥或昏迷，严重者可出现多脏器衰竭。

2. 体格检查　要注意有重要诊断意义的中毒特征，如呼气、呕吐物的特殊气味，口唇甲床是否发绀或樱红，出汗情况，皮肤色泽，呼吸状态、瞳孔、心律失常等。同时还需检查衣服、皮肤及口袋中是否留有毒物，以提供诊断线索。

3. 毒源调查及检查　现场检查需注意患儿周围是否留有剩余毒物，以备鉴定。有条件时应采集患儿的呕吐物、血、尿、便或可疑的含毒物品进行毒物鉴定，这是诊断中毒的最可靠方法。

## 三、治疗

中毒的治疗原则为争分夺秒，抢救与诊断必须同时进行。

### （一）清除毒物

根据中毒的途径、毒物种类及中毒时间采取相应的排毒方式。

1. 催吐　适用于年龄较大、神志清醒和合作的患儿。一般在中毒后 4～6 h 内进行。可用手指、筷子、压舌板刺激咽部引起反射性呕吐。

2. 洗胃　一般在服毒物后 6 ~ 8 h 内洗胃最有效。首次抽出物送毒物鉴定。常用的洗胃液有：温水、鞣酸、高锰酸钾（1∶10 000）、碳酸氢钠（2% ~ 5%）、生理盐水。洗胃禁忌的腐蚀性毒物中毒可用中和法，牛奶、豆浆、蛋清可起中和作用，同时可在胃内形成保护膜，减少刺激。也可将药用炭加水，在洗胃后灌入或吞服，以迅速吸附毒物。

3. 导泻　常用的泻药有硫酸镁，可口服或由胃管灌入。在较小的儿童，应注意脱水和电解质失调。

4. 利尿　是加速毒物排出的重要措施。静脉输注 5% ~ 10% 葡萄糖溶液可以冲淡体内毒物浓度，增加尿量，促使排泄。病情较轻或没有静脉滴注条件时，可让其大量饮水。常用利尿剂为呋塞米。

5. 皮肤黏膜的毒物清除　接触中毒时应脱去衣服，用大量清水冲洗毒物接触部位。如用清水冲洗酸、碱等毒物应至少 10 min 以上。

6. 吸入中毒　对于吸入中毒，应将患儿移离现场，放置在通风良好、空气新鲜的环境，清理呼吸道分泌物，及时吸氧。

7. 止血带应用　注射或有毒动物咬伤所致的中毒，在肢体近心端加止血带，阻止毒物经静脉或淋巴管弥散，止血带应每 10 ~ 30 min 放松 1 次。

8. 血液净化方法　①透析疗法，有多种，常用腹膜透析和血液透析。②血液灌流法。③换血疗法。④血浆置换，能清除患儿血浆蛋白结合的毒物。

9. 高压氧的应用　在一氧化碳中毒时，应用高压氧治疗，可以促使一氧化碳与血红蛋白分离。

**（二）应用特异性解毒剂**

阿托品对有机磷中毒、毒蕈中毒有效，巯基络合物对重金属中毒有效，亚甲蓝（美蓝）可解救亚硝酸盐、硝基苯类中毒，纳洛酮对吗啡中毒有解毒作用。

**（三）对症治疗**

及时处理各种中毒所致的严重症状，如惊厥、呼吸困难、循环衰竭等，在中毒原因不明或无特效治疗时，对症治疗尤为重要，以便支持患儿度过危险期。

## 四、预防

为了防止儿童中毒的发生，要做好如下几项工作：

1. 管好药品。
2. 管好灭虫、灭蚊、灭鼠剧毒药品。
3. 做好识别有毒植物的宣传工作，教育儿童不要随便采食野生植物。
4. 禁止儿童玩耍带毒性物质的用具（如装敌敌畏的小瓶等）。
5. 加强相关预防中毒的健康知识教育。

# 第六节　儿童心肺复苏

## 一、概述

呼吸心搏骤停是指患儿突然呼吸及循环功能停止。对任何原因引起的呼吸心搏骤停而采取的以保护心、脑等重要生命脏器功能的医学急救措施称为心肺复苏术（cardiopulmonary resuscitation，CPR）。其目的是使心脏、肺脏恢复正常功能，使生命得以维持。

引起儿童呼吸心搏骤停的原因主要有：窒息、气管异物、喉痉挛、喉梗阻、胃食管反流、肺炎等呼吸衰竭性疾病。其他还有手术、外伤、药物、严重心律失常、中毒、呼吸窘迫综合征、心肌炎、心肌病、心力衰竭、心血管介入治疗操作过程、中枢神经系统疾病、神经肌肉疾患、婴儿猝死综合征和各种意外伤害等。

此外，高危婴儿喂养时由于吞咽－呼吸的不协调也可引起呼吸心搏骤停。应特别关注循环的失代偿表现，包括呼吸形式的改变或呼吸暂停、发绀、对刺激的反应性下降、外周循环不良、心动过缓等。有上述表现时应尽可能停止相关的操作，并给以急救。

## 二、诊断及鉴别诊断

危重患儿突然出现心动过缓、血压下降、脉搏微弱或消失、毛细血管再充盈时间延长、对疼痛刺激无反应、全身抽搐或肌张力丧失、瞳孔散大等是心脏停搏的危象。临床表现为突然昏迷，部分有抽搐，呼吸停止，面色灰暗或发绀，瞳孔散大和对光反射消失。大动脉（颈、股动脉）搏动消失，听诊心音消失。而呼吸浅慢、不规则，三凹征、点头样呼吸、呻吟样呼吸是呼吸停止的危象。

呼吸心搏骤停的诊断并不困难。一般患儿突然昏迷及大血管搏动消失即可诊断，而不必反复触摸脉搏或听心音，以免延误抢救时机。

新生儿心率 < 60 次 /min，年长儿心率 < 30 次 /min 为胸外心脏按压的指征。新生儿无自主呼吸或为无效喘息，有自主呼吸但心率 < 100 次 /min 及用 80% 浓度的氧仍有中心性发绀时即可进行正压通气复苏。

CPR 应争分夺秒，尽快做出诊断，诊断标准为：

1. 突然意识丧失或伴有抽搐。
2. 呼吸停止或呈叹气样呼吸。
3. 大动脉搏动不能触及或心音消失。
4. 心电图呈心室颤动，心室停搏，慢而无效的室性自主节律，或心脏无活动呈直线。

## 三、治疗

### （一）基本生命支持

基本生命支持（basic life support）为心肺复苏的第一阶段。任何一名受过训练的医务人员或非医务人员都可以进行基本生命支持，它对伤病儿童的最终恢复是非常重要的。儿童基本生命支持包括一系列支持或恢复呼吸或呼吸心搏停止儿童的有效的通气或循环功能的技能。当呼吸心搏停止或怀疑停止时，需要迅速将患儿送到能给予进一步生命支持的医疗机构。

对于呼吸心搏骤停，现场抢救（first aid）十分必要，应争分夺秒地进行，以保持呼吸道通畅、建立呼吸及建立人工循环的顺序进行，以保证心、脑等重要脏器的血液灌流及氧供应。心肺复苏的程序常推荐用 A—B—C—D—E 方法，即：气道（airway，A），呼吸（breathing，B），循环（circulation，C），药物（drug，D），电击除颤复律（electricity，E）。

1. 保持呼吸道通畅（airway，A）　建立和维持气道的开放和保持足够的通气是基本生命支持最重要的内容。首先应去除气道内的分泌物、异物或呕吐物，将患儿头向后仰，抬高下颌，一只手置于患儿的前额，将头向背部倾斜处于正中位，颈部稍微伸展。用另一只手的几个手指放在下颌骨的颏下，提起下颌骨向外上方，注意不要让嘴闭上或推颌下的软组织，以免阻塞气道。当颈椎完全不能运动时，通过推下颌来开通气道。也可放置口咽导管，使口咽部处于开放状态。

2. 建立呼吸（breathing，B）　当呼吸道通畅后仍无自主呼吸时应采用人工辅助通气，维持气体交换。常用的方法有：

（1）口对口人工呼吸：此法适合于现场急救。操作者先深吸一口气，如患者是1岁以下婴儿，将嘴覆盖婴儿的鼻和嘴；如果是较大的婴儿或儿童，用口对口封住，拇指和示指紧捏住患儿的鼻子，保持其头后倾；将气吹入，同时可见患儿的胸廓抬起。停止吹气后，放开鼻孔，使患儿自然呼气，排出肺内气体。重复上述操作，儿童18～20次/min，婴儿可稍加快。

（2）复苏囊的应用：在多数儿科急诊中，婴幼儿可用气囊面罩进行有效的通气。将连接于复苏皮囊的面罩覆盖住患儿的口。在面罩吸氧时，一定程度的头部伸展能保证气道通畅。婴儿和幼儿要最好保持在中间的吸气位置，而不要过度伸展头部，以免产生气道压迫梗阻。

（3）气管内插管：当人工呼吸法需要持久通气时，或面罩吸氧不能提供足够通气时，就需要用气管内插管代替面罩吸氧。插管后可继续进行皮囊加压通气，或连接人工呼吸机进行机械通气。

3. 循环支持（circulation，C）　当气道通畅、呼吸建立后复苏仍不理想时，应考虑做胸外心脏按压。对新生儿或小婴儿按压时可用一手托住患儿背部，将另一手两手指置于乳头线下一指处进行按压，或两手掌及四手指托住两侧背部，双手大拇指按压。对于年长儿（>8岁），胸部按压方法与成人相同，应将患儿置于硬板上，将一手掌根部交叉放在另一手背上，垂直按压胸骨下半部。每次按压与放松比例为1∶1，按压深度为胸部厚度的1/3～1/2，频率：新生儿为100次/min、年长儿为80次/min。对于儿童和婴儿在单人进行心肺复苏时，胸外心脏与人工呼吸比为30∶2，而双人进行心肺复苏时其比为15∶2。对于1～8岁的儿童，可用一只手固定患儿头部，以便通气；另一手的手掌根部置于胸骨下半段（避开剑突），手掌根的长轴与胸骨的长轴一致。按压后1 min判断有无改善，在临床上当触及大动脉搏动提示按压有效。

**（二）高级生命支持**

高级生命支持（advanced life support）为心肺复苏的第二阶段，有经验的医护人员参与此时的抢救工作，并且常有明确的分工，协调处理呼吸、胸外心脏按压、辅助药物应用、输液、监护及必要的记录。

1. 进一步通畅气道及辅助通气　可用气管导管、喉管、鼻咽管、口咽管（仅用于昏迷患儿）建立更可靠的气道通路。

2. 循环支持　除按压部位准确无误外，心脏按压要有足够的频率（100次/min）和深度（胸腔前后径的1/3～1/2）。心脏按压有效的表现为可触及大动脉搏动，散大的瞳孔回缩，对光反射恢复，肢端颜色恢复，出现自主呼吸。

3. 药物　如胸外心脏按压仍无效，可试用药物。在心搏骤停时，最好静脉内给药，但由于很难建立静脉通路，有些药物可在气管内给入，如阿托品、肾上腺素、利多卡因等。药物从骨髓腔注入能很好地被吸收，骨髓腔内注射与静脉内注射效果相同。常用药物有：

（1）肾上腺素：儿科病人最常见的心律失常是心搏停止和心动过缓，肾上腺素有正性肌力和正性频率作用。

（2）碳酸氢钠：轻、中度酸中毒特别是有通气不足存在时，不宜使用碳酸氢钠。改善通气和扩容一般可以解决酸中毒。

（3）阿托品：使用指征为低灌注和低血压性心动过缓、预防气管插管引起的迷走神经性心动过缓、房室传导阻滞所引起的少见的症状性心动过缓。

（4）葡萄糖：在婴幼儿心脏复苏时，应快速进行床边的血糖检测，有低血糖时应立即给葡萄糖。

（5）钙剂：仅在疑有低钙血症时才可给予钙剂，在治疗高钾血症、高镁血症、钙通道阻滞剂过量时，也可考虑使用。

（6）利多卡因：当存在心室颤动时可用利多卡因。

**（三）稳定及复苏后的监护**

稳定及复苏后的监护指为使复苏后的患儿稳定而进行的进一步处理及监护。

**（四）其他治疗**

对复苏后患儿可能出现的低血压、心律失常、颅内高压等应分别给以预防及处理。

（徐丽梅）

# 第十七章　儿童心理性疾病

## 第一节　概　　论

随着社会的发展以及医学的进步，既往主要威胁我国儿童健康的传染病和营养不良问题已得到基本控制。但是快速的生活节奏、日益激烈的社会竞争、父母的重望、升学的压力及复杂多变的社会环境，给儿童带来了不同程度的心理压力。儿童心理健康也面临越来越多的挑战和威胁。据世界卫生组织估计，全世界约有20%的儿童和青少年在成年之前会或多或少出现情绪或者行为问题，其中得到适宜诊断和治疗的人数不足20%。我国儿童的心理行为问题发生率达13.97%，社会适应问题的检出率为23.46%。这主要源于大众对于心理健康知识的缺乏。

儿童和少年期常见的心理障碍种类繁多。这是一组起病于儿童和少年期，以行为和情绪异常为主要临床表现的心理障碍。主要疾病包括：注意缺陷多动障碍、品行障碍、抽动障碍、特发于儿童少年期的情绪障碍、儿童社会功能障碍以及其他行为障碍。

## 第二节　注意缺陷多动障碍

### 一、概述

注意缺陷多动障碍（attention-deficit hyperactivity disorder，ADHD）也称为儿童多动症、多动障碍或多动综合征。主要临床表现是与同龄儿童相比，明显的注意力集中困难、注意持续时间短暂、活动过多或冲动，常伴有学习困难或品行障碍。

### 二、病因

注意缺陷多动障碍的病因机制复杂，包括遗传因素、神经生理学因素、轻微脑损伤、神经生化因素、神经解剖学因素和心理社会因素等。

### 三、临床表现

1. 注意障碍　是本病的最主要症状。患儿注意难以持久，注意力易分散，容易因外界刺激而分心，对各种刺激都会产生反应，常常不断从一种活动转向另一种活动。

2. 活动过度　是指与同龄同性别大多数儿童相比，患儿的活动水平超出了与其发育相适应的应有水平。

3. 好冲动 患儿做事冲动，常常不考虑后果。情绪常不稳定，容易过度兴奋，也容易因挫折而情绪低沉、不耐烦、发脾气或哭闹，甚至出现反抗和攻击性行为。

4. 认知障碍和学习困难 部分患儿存在空间知觉障碍、视听转换障碍等。

5. 品行障碍 注意缺陷常合并有品行障碍，表现为攻击性行为，或做一些不符合道德规范及社会准则的行为。

## 四、辅助检查

1. 头颅 CT 检查 以排除器质性神经系统病变。

2. 头颅 MRI 检查 可见部分患儿额叶发育异常、双侧尾状核头端不对称。

3. 正电子发射断层成像检查 可见部分患儿运动前区及前额叶皮质的灌流量减少。

4. 脑电图检查 显示慢波活动增多，快波减少，在额叶导联最为明显。

5. 乙酰胆碱、酚妥拉明皮内试验 可做参考，前者阳性率较高。

6. 临床评定量表 常用 Conners 儿童行为量表，包括父母问卷、教师用评定量表和简明问卷三种形式。

7. 其他 部分患儿血铅水平升高、血锌水平降低。

## 五、诊断及鉴别诊断

应多方面收集病史，结合躯体和神经系统检查、精神检查、辅助检查的结果后综合评估予以诊断。

### （一）诊断

1. 持续的注意缺陷和（或）多动－冲动状态，具有以下（1）和（或）（2）特征，必须大于等于下列症状的 6 条，持续 6 个月以上。

（1）注意缺陷症状

1）经常不能仔细地注意细节，或经常在学校或在其他活动中出现漫不经心的错误。

2）在完成任务或活动中，无法保持注意力，往往有始无终。

3）当和别人交谈时，显得没有在听。

4）经常无法始终遵守指令，不能按时完成功课或家务。

5）组织任务和活动的能力常常受损。

6）常回避或厌恶从事需要维持脑力的活动。

7）经常丢失必需的物品。

8）易被外界无关刺激吸引。

9）经常忘记日常活动。

（2）多动、冲动症状

1）经常扭动不安、坐卧不宁。

2）不能静坐于自己的座位。

3）在不适当的场所奔跑和攀爬。

4）难以安静地玩耍或从事休闲活动。

5）表现出持久的运动过度，经常不停地“活动”。

6）经常说话过多。

7）经常他人提问未完，就急着回答。

8）经常不能排队或按顺序等候。

9）经常打扰或干涉别人。

2. 症状出现在 12 岁之前。

3. 症状出现在两个以上的环境。

4. 排除其他精神发育障碍性疾病，也不能由其他精神障碍来解释（心境障碍、焦虑障碍、分离性障碍、人格障碍、物质依赖或戒断）。

**（二）鉴别诊断**

本病需与精神发育迟滞、儿童孤独症、品行障碍、焦虑障碍或心境障碍、分离性障碍和精神分裂症等疾病鉴别。

## 六、治疗

注意缺陷多动障碍是以大脑神经递质变化为特点的神经发育障碍性疾病。大量的临床研究和实践已证实，药物治疗是最佳选择，合并行为治疗效果更好。

**（一）药物治疗**

1. 兴奋剂治疗　本病的主要治疗药物，包括哌甲酯（利他林）以及哌甲酯控释剂（专注达）。

2. 中枢去甲肾上腺素调节药物治疗　包括选择性去甲肾上腺素再摄取抑制剂（托莫西汀）以及中枢 $\alpha_2$ 受体激动剂（如可乐定和胍法辛）。

3. 其他药物　如上述治疗无效，或合并抑郁症、品行障碍、抽动障碍时，可选用抗抑郁药（如舍曲林、丙米嗪、阿米替林等）。

**（二）非药物治疗**

1. 认知行为治疗　改善患儿多动、冲动、攻击行为。

2. 家庭治疗　目的在于协调和改善家庭成员间关系，指导父母了解本病，避免与孩子间的矛盾冲突，和谐地与患儿相处交流，掌握行为矫正的方法。

3. 学校教育　使老师了解本病，采取适当的行为矫正方法改善患儿症状，针对有学习困难的患儿给予特殊的指导和帮助。

4. 感觉统合治疗、脑电生物反馈治疗　对本病也具有一定的治疗作用。

## 七、预后

本病呈慢性过程，如不积极治疗，部分患儿到成年时有符合精神障碍的诊断。主要包括：①注意缺陷与多动障碍的残留症状；②反社会人格障碍；③物质依赖；④抑郁症、焦虑症以及类精神分裂症。影响预后的不良因素包括：童年期合并品行障碍、智力偏低、学习困难、合并情绪障碍（如抑郁、焦虑）、不良的家庭和社会因素。

# 第三节　儿童孤独症

## 一、概述

儿童孤独症（childhood autism）也称为儿童自闭症，是起病于婴幼儿时期的心理发育障碍性疾病，主要表现为社会交往障碍、语言发育障碍、活动内容和兴趣局限以及刻板重复的行为方式，多数患儿伴有精神发育迟滞。

## 二、病因及发病机制

本病的病因及发病机制尚不清楚。

## 三、临床表现

1. 社会交往障碍　患儿不能与他人建立正常的人际交往。社会交往障碍是孤独症的核心。患儿不同程度地缺乏和他人交往的兴趣，同时对他人情绪的分辨和理解存在困难。

2. 交流障碍　孤独症患儿在语言和非语言交流方面均存在障碍。

（1）非语言交流障碍：患儿常常不会使用点头、摇头、手势表达自己的想法，与他人交流时表情也缺乏相应的变化。

（2）语言交流障碍：患儿语言发育明显落后于同龄儿童。

3. 兴趣狭窄、动作行为刻板　对于同龄儿童热衷的游戏、玩具或者活动都不感兴趣，患儿常常坚持同一种方式做事，固执地保持日常生活的程序。若这些行为方式或活动程序被改变，患儿则焦虑不安、哭闹，甚至出现反抗行为。

4. 其他表现　除上述表现外，患儿还常常存在情绪不稳定、冲动攻击、自伤、自笑等。多数患儿合并不同程度的精神发育迟滞。认知功能发育常不平衡，音乐、机械记忆、计算能力相对好，甚至超常。

## 四、辅助检查

1. 电生理检查　如脑电图、诱发电位。
2. 影像学检查　如头颅 CT、MRI。
3. 遗传学检查　如染色体核型分析、脆性 X 染色体检查。
4. 其他检查　代谢病筛查等。

## 五、诊断及鉴别诊断

### （一）诊断要点

主要通过详细询问病史、精神检查、体格检查和必要的辅助检查综合评估后做出诊断。

临床评定量表有助于诊断、了解病情严重程度、评估疗效，常用的有孤独症行为量表（autism behavior checklist，ABC）、克氏行为量表（Clancy behavior checklist，CBS）、发育评估及智力检测量表。

**（二）鉴别诊断**

本病需与精神发育迟滞、精神分裂症、Asperger综合征、Heller综合征、Rett综合征等疾病鉴别。

## 六、治疗

儿童孤独症的治疗以教育训练为主，精神药物治疗为辅。

1. 教育和训练　这是最有效的方法。目的在于促进患儿的语言发育，提高社交能力，掌握基本生活技能以及学习技能。

2. 心理治疗　多采用行为治疗。主要目的在于强化已形成的良好行为，对刻板行为、攻击性行为、自伤和自残行为进行矫正。

3. 药物治疗　目前缺乏改变核心症状的药物，所有药物治疗都是辅助性的对症治疗措施。

（1）抗精神病药：推荐使用利培酮，其他可选用的药物包括：阿立哌唑、奥氮平、喹硫平、齐拉西酮等。

（2）抗抑郁剂（5-羟色胺再摄取抑制剂，SSRI）：推荐使用氟西汀、舍曲林。其他可选用的药物包括氟伏沙明、西酞普兰、艾司西酞普兰等。

（3）多动、注意缺陷治疗药物：该类药物有助于控制患儿注意力不集中、减少多动、冲动行为。推荐使用哌甲酯、托莫西汀。

（4）抗癫痫药物：丙戊酸盐、卡马西平用于合并癫痫发作患儿。

## 七、预后

儿童孤独症预后差，60%的患儿个体功能严重受损，但近年研究表明，孤独症的预后状况正在改善，经过训练矫治，部分患儿能达到生活自理，认知达到正常水平，并具有正常水平的适应能力和社交技巧。

（王　玥）

# 第十八章　儿童康复医学

## 第一节　概　　论

随着我国人民文化、经济、科学技术的发展及生活质量的提高，在我国政府的重视及医学界的关注下，近几年来儿童康复医学蓬勃发展。

### 一、定义

儿童康复医学是康复医学的一个分支，是一门研究关于儿童残疾特点、预防及康复的学科。

### 二、意义

有资料报道，我国残疾人数达 4.9%，其中小于 6 岁的儿童占 66%，故发展儿童康复，旨在提高儿童群体素质，减轻社会及家庭负担。

### 三、内容

1. 儿童康复医学的对象　主要是由于各种原因造成的语言、运动、智力发育以及社交能力异常的儿童。

2. 儿童康复医学的目标　通过使用各种康复手段和措施，提高患儿生活自理能力、社会适应能力及生活质量，缩小其与健康儿童之间的差距。

3. 康复服务及工作方式　服务方式包括康复机构康复、上门康复和社区康复。采用由多种专业和学科人员组成的康复治疗小组联合作战的工作形式。

4. 康复评定　是为制订康复治疗计划进行的客观、准确、全面的功能障碍评定，包括功能障碍的部位、范围、性质、程度、发展趋势、转归和预后，需在治疗前、中、后各进行一次。

5. 康复治疗方法

（1）物理治疗：应用光、电、水、声音、磁等物理因子的治疗。

（2）运动治疗：应用手法或借助器材训练主动或被动运动以改善功能。

（3）职业治疗：包括日常生活训练、心理治疗、功能训练及职业训练。

（4）语言治疗：提高语言理解和表达能力，促进沟通和社会交往能力等。

（5）心理治疗：采取精神支持、暗示、行为疗法及心理咨询等对患儿进行治疗。

（6）传统康复：针灸、按摩、体育锻炼等。

（7）视力康复：通过视觉检查，为患儿佩戴眼镜，并进行用眼指导。

（8）听力康复：使用合适的助听器或人工耳蜗，并进行特殊语言训练。

（9）康复护理：参与日常生活训练、康复评估、卫生宣传教育及康复护理。

（10）康复工程：用辅助器具如假肢、矫形器、轮椅、助行器和自助器等对患儿进行治疗和训练。

### 四、原则及特点

1. 全面康复　包括医疗、教育、职业及社会康复等全面康复。

2. 早期发现、早期治疗　儿童的大脑在不断成熟和分化，具有较大的可塑性。早期发现，尽早康复治疗，可降低致残率及减少并发症。

3. 康复治疗与教育相结合、与游戏玩耍相结合　康复治疗与教育相结合可避免因治疗而延误受教育的时间，与游戏、玩耍相结合可提高患儿的兴趣。

4. 康复治疗与有效药物和必要手术相结合　康复治疗应在控制癫痫、解除痉挛后才能进行。如存在肌腱挛缩、四肢严重痉挛或关节变形，则需手术治疗。

5. 康复治疗与中医治疗相结合　针灸、按摩、中药等对残疾儿童的康复有一定疗效。

6. 治疗患儿与训练家长相结合　为保证患儿能得到连续治疗，必须让家长学会一些常用的康复治疗方法及手法来共同参与患儿的康复治疗。

## 第二节　儿童脑性瘫痪的康复治疗

儿童脑性瘫痪（cerebral palsy）是出生前、出生后或婴儿期各种疾病引起的非进行性的脑损伤综合征，主要表现为中枢性的运动功能障碍和姿势的异常，同时伴有不同程度的智力障碍、癫痫，视觉、听觉、语言、行为、情感、心理等功能障碍。儿童脑性瘫痪一经医疗机构确定诊断，就应及早进行康复训练。一般争取在出生后 6 ~ 9 个月内进行康复治疗，不仅能促进神经系统正常发育，改善异常姿势和运动功能，抑制异常反射，并可防止肌腱挛缩、关节畸形等并发症，从而减少致残率。

### 一、儿童脑性瘫痪康复的目标及基本原则

儿童脑性瘫痪康复的目标：通过多种康复手段，实现身、心、社会适应等方面最大限度的恢复和补偿。

儿童脑性瘫痪康复的基本原则：①早发现、早康复；②遵循儿童生长发育规律循序渐进地进行康复；③全面康复，多学科协作，功能训练为主，注重医教结合；④结合日常生活，强调家长参与；⑤提高依从性，持之以恒。

### 二、儿童脑性瘫痪的功能评定

儿童脑性瘫痪的功能评定包括：

1. 身体状况的评定　包括一般状况、精神状态、心理及智力的评定。

2. 肌力的评定　通过一定的动作姿势分别对各个肌群的肌力做出评定，临床上采用手法肌力检查。六级肌力分级法（表 18–1）。

表 18-1　徒手肌力评定（MMT）

| 级别 | 标准 | 相当于正常肌力的 % |
|---|---|---|
| 0 | 无可测知的肌肉收缩 | 0 |
| 1 | 有轻微收缩，但不能引起关节活动 | 10 |
| 2 | 在减重状态下关节全范围活动 | 25 |
| 3 | 能抗重力但不能抗阻力完成关节全范围活动 | 50 |
| 4 | 能抗重力并能抗一定的阻力 | 75 |
| 5 | 能充分抗阻力 | 100 |

3. 肌张力的评定　有静止性、运动性和姿势性三种形式。

4. 关节活动度的评定　主要是在被动运动下测定关节的活动范围。

5. 反射发育评定　包括原始反射、姿势反射及病理反射的评定。

6. 姿势与运动发育评定　包括发育落后和发育的分离。

7. 粗大运动功能评定　以量表评分的形式来评定不同体位的反射、姿势及运动模式。

8. 日常生活活动能力评定　以 PALCI 评定法来对身体姿势、日常生活动作、移动能力、交流能力及智能评定。

9. 功能独立性评定　包括转移、行走、括约肌控制、自我照料、社会认知和交流。

10. 感知认知评定　应用各类量表对感知、认知功能进行评定。

11. 其他方面的评定　通过诱发电位评定视力和听力。

## 三、儿童脑性瘫痪的康复治疗

脑性瘫痪的康复治疗是应用物理疗法、作业疗法、言语疗法等功能康复训练为主，辅以假肢、矫形器等补偿和取代方法，再补充以必要的药物和手术等方法。

### （一）物理疗法

1. 物理疗法　包括运动疗法和物理因子疗法，主要针对患儿的运动功能进行康复训练。

2. 训练要点　主要包括头部的控制、支撑抬起、翻身、坐位、膝手立位和高爬位、站立位和立位、步行及步行的进步和实用性训练。

### （二）作业治疗

作业治疗包括保持正常姿势，促进上肢功能发育，促进感觉和知觉运动功能发育提高日常生活能力，促进情绪的稳定和社会适应性。

### （三）言语障碍的矫治

言语障碍的矫治包括进食、日常生活交流能力、语言发育迟缓、构音障碍的训练。

### （四）其他治疗

1. 药物治疗　主要针对并发症，如抗癫痫、抗感染，降低肌张力，缓解痉挛，抑制不自主运动等。

2. 传统医学康复疗法　有中药疗法，针刺疗法、按摩和穴位注射等。

3. 辅助器具和矫形器　配备合适的辅助器具和矫形器。

4. 感觉统合训练　提高运动、感觉及各感觉之间的相互作用，改善中枢的感觉统合功能。

5. 乘马疗法　通过有节奏的震动诱导正确反射，提高平衡和协调能力，降低肌张力，纠正和抑制异常姿势，建立正确的运动姿势。

6. 手术治疗　包括神经外科和矫形外科的手术治疗。

**（五）儿童脑性瘫痪的护理与管理**

儿童脑性瘫痪的护理与管理主要由家人来承担。

**（六）儿童脑性瘫痪的心理康复与教育**

给予患儿鼓励，使其正视现实、培养自信心，有积极乐观的态度。

脑性瘫痪患儿的教育宜尽早，可选择残健结合、特殊学校、康复机构、社区教育等方法。

**（七）儿童脑性瘫痪的社区康复**

社区康复是依靠社区资源为本社区的脑性瘫痪患儿进行康复服务。

**（八）儿童脑瘫的社会康复**

社会康复是指从社会角度采取各种措施，为脑性瘫痪患儿创造一种适于生存、创造、发展、实现自身价值的环境。

**（九）儿童脑性瘫痪的预后**

儿童脑性瘫痪的预后与脑损伤的程度、诊断及干预时间的早晚、康复治疗方法、康复预防及社会因素有关。

**（十）儿童脑性瘫痪的预防**

儿童脑性瘫痪的预防分三级：一级预防是防止脑性瘫痪的发生，二级预防是防止残疾的发生，三级预防是防止残障的发生。

（李菊华）

# 参考文献

## 郑重声明



反盗版举报电话　(010) 58581999　58582371　58582488
反盗版举报传真　(010) 82086060
反盗版举报邮箱　dd@hep.com.cn
通信地址　北京市西城区德外大街4号　高等教育出版社法律事务与版权管理部
邮政编码　100120